Soins Infirmiers

en Pédiatrie

Le Guide complet

ALEXANDRE CAREWELL

Table des matières

« *Pédiatrie : l'art subtil de diagnostiquer une maladie tout en esquivant un jet de purée, de décoder les symptômes à travers une mélodie de pleurs et d'administrer un médicament tout en faisant le clown. Bref, c'est un peu comme être médecin, jongleur, détective et comédien, tout à la fois!* »

Chapitre 1 :
INTRODUCTION À LA PÉDIATRIE

Définition et historique de la pédiatrie.

La pédiatrie, souvent décrite avec une pointe d'humour comme l'art de jongler entre médicaments et jouets, est en réalité l'une des branches les plus anciennes et les plus nobles de la médecine. C'est elle qui se consacre au soin des trésors les plus précieux de notre société : nos enfants. Depuis l'aube de l'humanité, la santé des plus jeunes a toujours été au centre des préoccupations. Les guérisseurs, chamans et médecins des temps anciens possédaient déjà des connaissances sur les maladies infantiles et les moyens de les traiter, même si ces méthodes étaient souvent rudimentaires et empreintes de superstitions.

Avec l'avènement des grandes civilisations, comme celles de l'Égypte ancienne, de la Grèce ou de Rome, la pédiatrie a commencé à émerger comme une spécialité à part entière. Hippocrate, le père de la médecine, a écrit des textes sur les maladies des enfants, posant ainsi les premiers jalons de cette discipline. Mais c'est au Moyen Âge, en Europe, que la pédiatrie a vraiment commencé à se distinguer. Des traités entiers y étaient consacrés, reconnaissant les spécificités du corps et de l'esprit en développement des enfants.

L'ère moderne a apporté une compréhension plus approfondie des besoins uniques des enfants, de leurs maladies et de leurs traitements. Avec les progrès de la science et de la technologie, la pédiatrie s'est transformée, passant d'une approche basée principalement sur l'observation à une discipline médicale complète, dotée de

15

ses propres recherches, spécialités et traitements innovants.

Aujourd'hui, la pédiatrie est un domaine vaste et dynamique, en constante évolution, qui non seulement traite les maladies, mais s'efforce aussi de promouvoir le bien-être global des enfants, depuis leur naissance jusqu'à l'adolescence. Et tout comme les enfants grandissent et changent, la pédiatrie continue d'évoluer, s'adaptant et se transformant pour répondre aux besoins de chaque nouvelle génération.

L'importance de la spécialité pédiatrique.

La spécialité pédiatrique, bien plus qu'une simple branche de la médecine, revêt une importance cruciale tant sur le plan individuel que sociétal. Elle s'attache non seulement à soigner, mais aussi à façonner le futur de notre société, car les enfants d'aujourd'hui sont les leaders, les innovateurs et les citoyens de demain.

D'abord, il est essentiel de reconnaître que les enfants ne sont pas de simples "mini-adultes". Ils présentent des spécificités anatomiques, physiologiques et émotionnelles qui nécessitent une expertise distincte. Les maladies qui les affectent, la manière dont ils réagissent aux médicaments ou encore leur développement cognitif et émotionnel requièrent des connaissances et des compétences particulières. En pédiatrie, une prise en charge adaptée peut avoir des répercussions positives sur toute une vie.

L'importance de la pédiatrie réside également dans sa capacité à prévenir. La prévention est un pilier central de cette discipline, car elle permet de déceler et d'agir sur des problématiques dès le plus jeune âge. Qu'il s'agisse de dépistages précoces, de vaccinations ou encore d'éducation à la santé, les pédiatres jouent un rôle déterminant pour assurer un avenir sain à chaque enfant.

Par ailleurs, les pédiatres ont aussi un rôle fondamental en tant qu'éducateurs. Ils guident les parents, souvent anxieux ou désemparés, dans le processus de croissance de leur enfant, les conseillent sur la nutrition, l'éducation, et les aident à comprendre les étapes du développement, les maladies infantiles ou encore les enjeux liés à la santé mentale.

En outre, en traitant les enfants, les pédiatres ont également un impact sur le tissu social. Un enfant en bonne santé est plus à même de réussir scolairement, de développer des relations sociales équilibrées et, ultérieurement, de contribuer positivement à la société. La prise en charge des troubles, qu'ils soient physiques, psychologiques ou sociaux, dès le plus jeune âge, permet de limiter leurs conséquences à long terme, tant pour l'individu que pour la collectivité.

Enfin, la pédiatrie, par sa nature même, est une discipline empreinte d'humanité. Elle rappelle l'importance de l'empathie, de la bienveillance et de la tendresse dans le soin. Un pédiatre, par son écoute et sa patience, peut laisser une empreinte indélébile dans le cœur d'un enfant et de sa famille, renforçant ainsi la confiance dans le monde médical.

La spécialité pédiatrique est bien plus qu'une simple discipline médicale. Elle est le gardien de notre avenir, veillant sur la santé, le bien-être et le potentiel de chaque enfant.

Les différents services et unités en pédiatrie.

La pédiatrie, avec sa vaste portée, se décompose en plusieurs sous-spécialités et services, chacun se concentrant sur une tranche d'âge particulière, une maladie ou un groupe de maladies, ou encore sur un type de soins. Chaque unité ou service apporte une expertise spécialisée à la prise en charge globale de l'enfant. Voici un aperçu des différents services et unités généralement retrouvés en pédiatrie :

- **Service de Néonatologie** : Axé sur la prise en charge des nouveau-nés, en particulier des prématurés ou de ceux qui présentent des problèmes de santé à la naissance.
- **Unité de Soins Intensifs Pédiatriques (USIP)** : Elle s'occupe des enfants gravement malades ou blessés nécessitant une surveillance et des soins intensifs.
- **Service de Pédiatrie Générale** : Il traite un éventail de maladies et de blessures courantes chez les enfants.
- **Service de Cardiologie Pédiatrique** : Spécialisé dans les affections cardiaques congénitales ou acquises des enfants.
- **Service d'Endocrinologie Pédiatrique** : Axé sur les troubles hormonaux et du métabolisme.
- **Service de Gastroentérologie Pédiatrique** : Il traite des maladies du système digestif chez l'enfant.
- **Service de Néphrologie Pédiatrique** : Concentré sur les affections rénales.
- **Service de Neurologie Pédiatrique** : Il s'occupe des troubles neurologiques, tels que les épilepsies, les troubles du mouvement et autres.

Service d'Oncologie et d'Hématologie Pédiatriques : Il prend en charge les enfants atteints de cancers et de troubles sanguins.

Service de Rhumatologie Pédiatrique : Traitant des maladies inflammatoires et auto-immunes chez les enfants.

Service de Pneumologie Pédiatrique : Axé sur les maladies respiratoires.

Service d'Orthopédie Pédiatrique : Concentré sur les problèmes musculosquelettiques de l'enfant.

Service de Chirurgie Pédiatrique : Il s'occupe des interventions chirurgicales nécessaires chez les enfants.

Service de Psychiatrie Pédiatrique : Dédié à la santé mentale des enfants et des adolescents.

Service d'Infectiologie Pédiatrique : Il traite des infections courantes et rares chez les enfants.

Service de Dermatologie Pédiatrique : Axé sur les maladies de la peau spécifiques à l'enfance.

Service de Génétique Médicale : Il s'occupe des troubles génétiques et des maladies héréditaires.

Service de Rééducation et Réhabilitation Pédiatrique : Aide les enfants à récupérer après une maladie grave, une chirurgie ou une blessure.

Ces services et unités fonctionnent souvent de manière interdisciplinaire, collaborant étroitement pour fournir une prise en charge holistique de l'enfant. Outre ces spécialités, il existe également des équipes de soutien telles que la psychologie, la diététique, la physiothérapie, et bien d'autres, qui travaillent conjointement pour assurer le bien-être global de l'enfant.

Chapitre 2 :
LA RELATION INFIRMIER-PATIENT EN PÉDIATRIE

L'approche centrée sur l'enfant et sa famille.

L'approche centrée sur l'enfant et sa famille est un principe fondamental en pédiatrie, reconnaissant non seulement l'enfant comme un patient, mais aussi comme un membre d'une unité familiale dynamique. Cette philosophie transcende les simples actes médicaux pour embrasser la réalité émotionnelle, sociale et psychologique de l'enfant. Elle s'appuie sur l'idée que pour soigner véritablement un enfant, il est essentiel de considérer son environnement, ses proches et les liens affectifs qui l'unissent à sa famille.

Dans cette perspective, chaque enfant est perçu comme un individu unique, avec ses propres besoins, ses peurs, ses espoirs et ses rêves. La maladie ou la blessure d'un enfant n'affecte pas seulement son corps, mais touche également son esprit, ses sentiments et son identité. De même, la famille, témoin souvent impuissant de la souffrance de leur progéniture, vit ses propres tourments, ses inquiétudes et ses espoirs. Il est donc primordial de s'assurer que leurs voix, leurs préoccupations et leurs aspirations sont prises en compte dans le processus de soin.

Cette approche humaniste engendre une collaboration étroite entre le professionnel de santé, l'enfant et sa famille. Elle invite à l'écoute, au dialogue et au partage, créant une atmosphère de confiance et de respect mutuel. Les décisions médicales ne sont plus prises de manière unilatérale, mais sont le fruit d'une réflexion commune, où l'expertise médicale se conjugue aux préférences, aux valeurs et aux besoins spécifiques de l'enfant et de sa famille.

Par ailleurs, l'approche centrée sur l'enfant et sa famille englobe également des aspects pratiques du soin. Elle implique des aménagements adaptés aux enfants dans les établissements de santé, l'intégration de jeux ou d'activités ludiques dans le processus de guérison, et la présence rassurante des proches pendant les consultations ou les traitements.

Au cœur de cette démarche se trouve une conviction profonde : pour guider un enfant vers la guérison, il ne suffit pas de traiter son corps, mais il faut aussi nourrir son esprit, réconforter son cœur et entrelacer sa trajectoire avec celle de ceux qu'il aime. C'est dans cette communion entre le soin médical et l'harmonie familiale que réside la véritable essence de l'approche centrée sur l'enfant et sa famille.

Techniques de communication adaptées à l'âge et au développement.

En matière de communication avec les enfants, comprendre et adapter son langage en fonction de l'âge et du niveau de développement de l'enfant est essentiel. Une communication efficace facilite non seulement le processus de soins, mais renforce également la confiance et le bien-être de l'enfant.

Tout-petits (0-2 ans) :
À cet âge, la communication est principalement non verbale. Les gestes, les expressions faciales et le ton de voix jouent un rôle central.

- Utilisez un ton doux et apaisant.
- Les contacts physiques rassurants, comme les caresses ou le portage, sont essentiels.
- La présence d'un parent est souvent réconfortante.

Préscolaire (3-5 ans) :

Les enfants commencent à développer leur langage, mais leur compréhension reste concrète.

- Utilisez un langage simple et clair.
- Les histoires ou les métaphores simples peuvent aider à expliquer des concepts.
- L'utilisation de jouets ou de poupées peut faciliter la compréhension.

Âge scolaire (6-12 ans) :

Ces enfants ont une meilleure compréhension, mais peuvent avoir peur de l'inconnu.

- Soyez honnête tout en restant rassurant.
- Encouragez les questions et soyez patient dans vos réponses.
- Les dessins ou schémas peuvent aider à expliquer des procédures ou des concepts médicaux.

Adolescents (13-18 ans) :

Ils sont capables de penser de manière abstraite et ont besoin de respect et d'autonomie.

- Traitez-les comme des partenaires actifs dans leurs soins.
- Respectez leur intimité et leur besoin d'autonomie.
- Encouragez l'expression de leurs préoccupations ou de leurs peurs.

Indépendamment de l'âge, certaines techniques de communication universelles s'avèrent efficaces :

- **L'écoute active** : Montrez que vous êtes réellement attentif à ce que l'enfant dit.

La validation des sentiments : Reconnaître et valider les émotions de l'enfant, qu'il s'agisse de peurs, de frustrations ou de joies.

La communication non verbale : Le langage corporel, le contact visuel et le ton de la voix doivent être en accord avec le message verbal.

Poser des questions ouvertes : Cela encourage l'enfant à partager davantage sur ce qu'il ressent ou pense.

Éviter le jargon médical : Simplifiez le langage et assurez-vous que l'enfant (et sa famille) a bien compris.

Communiquer efficacement avec les enfants nécessite patience, empathie et une volonté d'entrer dans leur monde. En étant attentif à leurs besoins développementaux et en adaptant notre approche, nous pouvons établir des relations solides et de confiance, essentielles à une prise en charge réussie.

L'importance de l'écoute et de l'empathie.

L'écoute et l'empathie sont bien plus que de simples compétences relationnelles ; elles forment le cœur même d'une communication véritable et sincère, en particulier dans le domaine médical. Lorsqu'un patient, jeune ou adulte, franchit la porte d'un établissement de santé, il apporte avec lui non seulement des symptômes physiques, mais aussi une mosaïque d'émotions, d'inquiétudes, d'espoirs et de vécus. L'écoute active, qui va au-delà de capter simplement les mots, consiste à saisir l'ensemble de cette réalité, en prêtant une attention toute particulière aux émotions sous-jacentes et aux non-dits.

Chaque fois qu'un professionnel de santé s'efforce réellement d'écouter, il envoie un message puissant : "Je suis là pour vous. Votre expérience et votre ressenti comptent." Cette validation des sentiments du patient crée un climat de confiance, indispensable à une collaboration efficace. L'écoute ne se limite pas aux oreilles ; elle fait appel à tous nos sens, à notre intuition, et surtout, à notre cœur.

L'empathie, quant à elle, est la capacité de se mettre à la place de l'autre, de ressentir, au moins en partie, ce qu'il ressent. Dans le contexte médical, cela signifie reconnaître la douleur, l'angoisse, la confusion, ou même l'espoir d'un patient, et d'y répondre avec compassion. L'empathie va au-delà de la simple sympathie – c'est une immersion profonde et authentique dans le monde émotionnel de l'autre.

Ensemble, l'écoute et l'empathie forment un duo puissant, transformant une consultation médicale en une rencontre humaine véritable. Ils permettent de construire un pont entre le professionnel de santé et le patient, faisant tomber les barrières et créant un espace sécurisé où la guérison peut vraiment commencer. Dans un monde médical de plus en plus technologique, il est crucial de se rappeler que, derrière chaque examen, chaque prescription et chaque diagnostic, il y a un être humain avec des besoins, des rêves et des peurs. Et c'est en écoutant sincèrement et en répondant avec empathie que nous touchons véritablement la vie de ces individus, favorisant non seulement leur guérison physique, mais aussi leur bien-être émotionnel et psychologique.

La prise en compte de la douleur et de l'anxiété chez l'enfant.

La prise en compte de la douleur et de l'anxiété chez l'enfant est un aspect fondamental des soins pédiatriques. La douleur, qu'elle soit physique ou émotionnelle, peut laisser des empreintes durables sur un jeune esprit, affectant non seulement sa perception immédiate des soins médicaux, mais aussi sa relation future avec le système de santé.

Chaque enfant, face à la douleur et à l'anxiété, possède sa propre constellation de réactions, influencée par son âge, son développement, son vécu et sa personnalité. Il est donc essentiel pour les professionnels de santé de posséder une acuité particulière pour décrypter ces signaux parfois subtils, qui vont bien au-delà des simples mots ou pleurs.

La douleur chez l'enfant, contrairement à une idée reçue, n'est pas simplement une version « miniaturisée » de celle de l'adulte. Les enfants ne disposent pas toujours des moyens linguistiques ou cognitifs pour exprimer adéquatement leur douleur. De plus, leur seuil de douleur, leur tolérance et leur manière de la manifester peuvent varier considérablement en fonction de leur stade de développement. Une douleur non traitée ou sous-estimée peut avoir des conséquences néfastes à long terme, tant sur le plan physique que psychologique.

L'anxiété, de son côté, est une compagne fréquente des enfants confrontés à des situations médicales, qu'il s'agisse d'une simple consultation ou d'interventions plus invasives. Les hôpitaux, avec leur environnement inconnu, leurs bruits, leurs odeurs, et leurs routines déroutantes, peuvent être source de stress intense pour un jeune esprit. Sans oublier la peur de la séparation d'avec les parents ou la crainte de ce qui est inconnu et potentiellement douloureux.

La prise en compte effective de la douleur et de l'anxiété repose sur plusieurs piliers :

Évaluation précise : Utiliser des échelles adaptées à l'âge et au développement de l'enfant pour évaluer régulièrement la douleur et l'anxiété.

Anticipation : Prévenir la douleur et l'anxiété autant que possible, que ce soit par des médicaments, des techniques non pharmacologiques, ou des interventions psychologiques.

Éducation : Informer l'enfant et sa famille de manière adaptée sur les soins à venir, pour réduire les peurs et les inconnus.

Implication des parents : Encourager la présence et la participation des parents ou tuteurs, qui sont souvent la meilleure source de réconfort pour l'enfant.

Environnement adapté : Créer un environnement hospitalier « amical » pour les enfants, avec des espaces ludiques, des couleurs vives, et un personnel formé spécifiquement aux besoins des enfants.

La douleur et l'anxiété, si elles ne sont pas correctement gérées, peuvent laisser des cicatrices émotionnelles profondes. Toutefois, avec une attention bienveillante, une écoute attentive et une prise en charge adaptée, il est possible d'offrir à chaque enfant une expérience médicale qui respecte sa dignité, son intégrité et sa sensibilité.

Chapitre 3 :
LES COMPÉTENCES SPÉCIFIQUES EN PÉDIATRIE

L'évaluation clinique de l'enfant : de la naissance à l'adolescence.

L'évaluation clinique de l'enfant, de la naissance à l'adolescence, est un processus minutieux et multidimensionnel qui nécessite une approche adaptée à chaque étape du développement. Cette évaluation se distingue non seulement par l'âge de l'enfant, mais également par sa physiologie, sa psychologie et son comportement, changeant rapidement à mesure qu'il grandit et mûrit.

Nouveau-né à nourrisson (0-1 an) :
- **Anamnèse** : Recueil d'informations sur la grossesse, l'accouchement, l'historique familial et les antécédents médicaux.
- **Examen physique** : Inspection de la peau, du tonus musculaire, des réflexes primitifs, des organes génitaux, et des fontanelles.
- **Évaluation sensorielle** : Réponse à la lumière, aux sons et aux stimuli tactiles.
- **Surveillance du développement** : Suivi du gain de poids, de la croissance, et de l'atteinte des jalons moteurs.

Petite enfance (1-3 ans) :
- **Anamnèse** : Historique alimentaire, développement de la parole, habitudes de sommeil.
- **Examen physique** : Évaluation de la marche, du langage, et des compétences motrices.

Évaluation du comportement : Interaction avec les parents, jeux, réponse aux inconnus.

Évaluation du développement : Habiletés motrices fines, suivi des directives simples, jeux d'imitation.

Âge préscolaire (3-6 ans) :

Anamnèse : Préparation à l'école, comportement social, et capacités d'apprentissage.

Examen physique : Vision, audition, développement dentaire.

Évaluation psychologique : Capacité d'attention, comportement en groupe, jeux imaginatifs.

Évaluation du développement : Capacités motrices, reconnaissance des couleurs et des formes, compétences linguistiques.

Âge scolaire (6-12 ans) :

Anamnèse : Performance scolaire, activités parascolaires, relations avec les pairs.

Examen physique : Évaluation de la croissance, de la puberté et du développement musculosquelettique.

Évaluation psychosociale : Estime de soi, compétences sociales, capacités de raisonnement.

Évaluation du développement : Capacités cognitives, compétences académiques, résolution de problèmes.

Adolescence (12-18 ans) :

Anamnèse : Habitudes de vie, santé sexuelle, consommation d'alcool ou de drogues, santé mentale.

Examen physique : Stades de la puberté, croissance, acuité visuelle et auditive.

Évaluation psychosociale : Relations avec les pairs, identité personnelle, aspirations futures.

Évaluation du développement : Capacités cognitives avancées, compétences académiques, planification et prise de décision.

L'évaluation clinique de l'enfant, à chaque étape de sa vie, nécessite une approche holistique qui prend en compte non seulement les aspects physiologiques, mais également les dimensions psychologiques, sociales et développementales. Chaque âge a ses propres défis et spécificités, et une évaluation minutieuse et adaptée permet d'assurer le bien-être et la santé optimale de l'enfant tout au long de son parcours vers l'âge adulte.

Les techniques de soins spécifiques : prélèvements, cathétérismes, etc.

Les techniques de soins spécifiques en pédiatrie sont des interventions couramment effectuées pour diagnostiquer, traiter ou surveiller l'état de santé d'un enfant. Chacune de ces techniques doit être adaptée à l'âge, à la taille et au niveau de développement de l'enfant. Les approches qui fonctionnent pour les adultes ne sont pas nécessairement appropriées pour les enfants, d'où la nécessité d'adapter les techniques et d'utiliser un équipement spécialisé. Voici un aperçu de certaines de ces techniques :

1. Prélèvements :

   Sang : Généralement effectué à partir d'une veine superficielle, souvent au niveau du dos de la main ou à l'intérieur du coude. Chez les nouveau-nés et les nourrissons, un prélèvement au talon peut être effectué.

   Urine : Pour les nourrissons, des sacs collecteurs pédiatriques sont souvent utilisés. Chez les enfants plus âgés, une miction spontanée dans un récipient stérile peut être demandée.

   Selles : Collectées à l'aide de pots de spécimens ou directement à partir des couches pour les nourrissons.

Liquide céphalorachidien : Obtenu par une ponction lombaire, cette procédure nécessite une préparation et une sédation soigneuses.

2. Cathétérismes :

Cathétérisme vésical : Insertion d'un cathéter dans la vessie, généralement pour recueillir de l'urine stérile ou pour surveiller la production d'urine.

Cathétérisme cardiaque : Un cathéter est introduit dans une veine ou une artère et guidé jusqu'au cœur pour diagnostiquer ou traiter certaines affections cardiaques.

3. Voies d'administration des médicaments :

Voie intraveineuse (IV) : Une aiguille ou un cathéter est inséré dans une veine, généralement au niveau du bras ou de la main.

Voie intramusculaire (IM) : Les médicaments sont injectés profondément dans le muscle, généralement au niveau du bras, de la cuisse ou des fesses.

Voie sous-cutanée : Les médicaments sont injectés dans le tissu adipeux sous la peau.

4. Nutrition entérale :

Sondes nasogastriques ou nasoentérales : Introduites par le nez pour administrer des aliments directement dans l'estomac ou l'intestin grêle.

Gastrostomie : Une ouverture chirurgicale est pratiquée directement sur l'estomac pour y insérer une sonde d'alimentation.

5. Techniques respiratoires :

Oxygénothérapie : Administration d'oxygène à des concentrations supérieures à celle de l'air ambiant, via des lunettes nasales, des masques ou des tentes.

Aérosolthérapie : Administration de médicaments sous forme d'aérosol pour inhalation.

Ventilation assistée : Utilisation de machines pour aider ou remplacer la respiration naturelle de l'enfant.

Chaque technique nécessite non seulement une formation spécialisée pour le personnel de santé, mais aussi une approche centrée sur l'enfant pour minimiser le traumatisme et l'inconfort. L'explication, la distraction et le réconfort sont essentiels pour rendre ces procédures plus tolérables pour les jeunes patients.

L'administration médicamenteuse chez l'enfant.

L'administration médicamenteuse chez l'enfant est un sujet crucial en pédiatrie. Contrairement aux adultes, les enfants ont une physiologie en évolution constante, des besoins métaboliques spécifiques et un développement organique en cours. Tous ces facteurs rendent la médication pédiatrique complexe. Voici une exploration fluide et non segmentée de ce sujet :

Lorsqu'un médecin prescrit un médicament à un enfant, il ne s'agit pas simplement d'ajuster la dose en fonction du poids ou de l'âge. La métabolisation des médicaments chez les enfants diffère grandement de celle des adultes. Le foie, qui est l'organe principal de détoxification des médicaments, ainsi que les reins, qui sont essentiels pour l'élimination, sont en développement continu chez les jeunes. Cela peut influencer la manière dont un médicament est absorbé, distribué, métabolisé et éliminé du corps de l'enfant.

De plus, la barrière hémato-encéphalique, qui protège le cerveau des substances potentiellement nocives, n'est pas aussi bien développée chez les nourrissons, ce qui peut rendre certains médicaments plus puissants ou toxiques pour eux. Les enfants, en particulier les nourrissons, ont également une proportion plus élevée d'eau dans leur corps que les adultes, ce qui peut influencer la distribution des médicaments hydrosolubles.

Il est également crucial de considérer l'acceptabilité du médicament par l'enfant. La forme, la saveur, la couleur et la méthode d'administration peuvent toutes influencer la volonté de l'enfant à prendre le médicament. Les formes liquides aromatisées sont couramment utilisées pour les jeunes enfants, mais à mesure qu'ils grandissent, ils peuvent passer à des comprimés ou des capsules. Les dispositifs d'administration, tels que les seringues orales, peuvent aider à administrer des doses précises à des enfants qui ne peuvent pas encore avaler de pilules.

Parlons maintenant de la sécurité. La surmédication est une préoccupation majeure en pédiatrie. Avec des marges thérapeutiques souvent étroites, une petite erreur de dosage peut avoir des conséquences graves. C'est pourquoi il est essentiel que les parents et les soignants comprennent clairement comment et quand administrer un médicament. Les soignants doivent également être conscients des signes de surdosage et savoir quand demander de l'aide.

L'éducation est la clé. Les professionnels de la santé doivent veiller à fournir des informations claires et compréhensibles aux parents et aux soignants. Cela inclut des démonstrations sur la manière de mesurer et d'administrer des doses, ainsi que des informations sur les effets secondaires potentiels et la manière de les gérer.

L'administration médicamenteuse chez l'enfant est un équilibre délicat entre la nécessité thérapeutique et la sécurité. Avec une approche centrée sur l'enfant et une éducation adéquate des parents et des soignants, nous pouvons veiller à ce que les enfants reçoivent les soins dont ils ont besoin tout en minimisant les risques associés.

Les urgences pédiatriques : reconnaître et intervenir.

Les urgences pédiatriques sont des situations médicales aiguës nécessitant une intervention rapide pour prévenir des conséquences potentiellement graves chez l'enfant. La capacité à reconnaître et à intervenir efficacement dans ces situations est vitale pour tous les professionnels de santé, et en particulier pour ceux travaillant en pédiatrie. Plongeons ensemble dans cet univers où chaque seconde compte.

Tout d'abord, il est essentiel de comprendre que les enfants ne sont pas simplement de "petits adultes". Leur physiologie, leur anatomie et leur réactivité face à la maladie ou à la blessure peuvent différer considérablement de celles des adultes. De ce fait, les signes et symptômes d'une urgence chez l'enfant peuvent se manifester différemment.

Les voies respiratoires et la respiration sont souvent une priorité majeure. Les enfants ont des voies respiratoires plus étroites, ce qui les rend plus susceptibles à l'obstruction ou à l'enflure à la suite d'une infection ou d'une blessure. Un enfant qui présente des signes de détresse respiratoire, comme un tirage, une cyanose ou une respiration rapide et superficielle, nécessite une attention immédiate.

Les **problèmes cardiovasculaires** sont également courants. Un pouls rapide, une pâleur, une froideur des extrémités ou un retard dans le remplissage capillaire peuvent être les premiers signes d'une défaillance circulatoire. Chez les nourrissons, un signe subtil comme une léthargie ou un refus de s'alimenter peut être un signe précurseur.

Les traumatismes représentent une grande partie des urgences pédiatriques. Qu'il s'agisse de chutes, de brûlures, d'ingestion de corps étrangers ou de blessures dues à des accidents de la route, une évaluation rapide et une prise en charge adaptée sont cruciales. Par exemple, une fracture chez un enfant peut ne pas être aussi évidente que chez un adulte car les os des enfants sont plus souples.

Les convulsions fébriles, bien qu'effrayantes à observer, sont relativement courantes chez les enfants et sont généralement bénignes. Cependant, il est crucial de distinguer ces convulsions d'autres causes potentielles de convulsions, comme les infections du système nerveux central.

Les infections sont une autre cause fréquente de visites aux urgences pédiatriques. Une méningite, une septicémie ou une pneumonie peuvent évoluer rapidement chez les enfants, en particulier les nourrissons. La reconnaissance précoce de signes tels que la fièvre persistante, le refus de manger, la somnolence ou l'irritabilité peut sauver des vies.

L'intervention lors d'urgences pédiatriques ne se limite pas seulement à la prise en charge médicale. Il est tout aussi crucial d'aborder l'enfant et sa famille de manière empathique, en rassurant et en communiquant efficacement. L'approche centrée sur l'enfant implique d'utiliser des techniques non invasives autant que possible, d'expliquer chaque étape du processus à l'enfant et à sa famille, et de garantir leur confort et leur sécurité tout au long de la prise en charge.

Les urgences pédiatriques sont un domaine de la médecine où la connaissance, la rapidité d'action et la sensibilité se croisent. L'efficacité dans la prise en charge de ces situations peut faire toute la différence pour un enfant et sa famille.

Chapitre 4 :
LES PATHOLOGIES COURANTES EN PÉDIATRIE

Les maladies infectieuses et leurs traitements.

Les maladies infectieuses chez les enfants représentent une grande part de la pédiatrie. Elles englobent un éventail de pathologies dues à des agents infectieux tels que les virus, les bactéries, les champignons et les parasites. À chaque étape de la croissance, des maladies infectieuses spécifiques peuvent se manifester, et leur prise en charge nécessite une connaissance approfondie. Explorons ce vaste sujet d'une manière fluide.

Lorsque nous évoquons les **maladies infectieuses en pédiatrie**, l'image classique est celle d'un enfant fiévreux, peut-être avec une toux ou un écoulement nasal. Mais au-delà de cette image, la réalité est bien plus complexe. Les infections chez l'enfant peuvent varier de simples rhumes à des infections graves, voire mortelles.

Les infections virales sont probablement les plus courantes. Qui n'a jamais entendu parler de la varicelle, de la grippe ou de la roséole? Ces maladies, bien que généralement bénignes, peuvent être sévères chez certains enfants. Par exemple, la grippe, souvent considérée comme un simple "rhume de l'hiver", peut entraîner des complications graves, comme une pneumonie ou une myocardite. Les antiviraux, comme le Tamiflu, peuvent être utilisés pour traiter la grippe, mais la prévention par la vaccination demeure le moyen le plus efficace de protection.

Les **infections bactériennes**, quant à elles, sont souvent plus sévères. Pensons à la méningite bactérienne ou à la pneumonie à pneumocoque. Ces infections nécessitent une prise en charge rapide, souvent avec des antibiotiques à large spectre, avant que le pathogène précis ne soit identifié. Une fois que la bactérie responsable est identifiée, un traitement plus ciblé peut être initié. La résistance aux antibiotiques est un problème croissant, d'où l'importance d'une utilisation judicieuse de ces médicaments.

Les **infections fongiques**, bien que moins courantes, peuvent survenir, en particulier chez les enfants immunodéprimés. La candidose orale, couramment appelée "muguet", est une infection courante chez les nourrissons. Les antifongiques, comme le fluconazole, peuvent être utilisés pour traiter ces infections.

N'oublions pas non plus les **infections parasitaires**. Les oxyures, responsables de démangeaisons anales nocturnes, sont fréquents chez les enfants en collectivité. Les antiparasitaires, comme le mebendazole, sont efficaces pour traiter cette condition.

La prévention des maladies infectieuses passe avant tout par la **vaccination**, une arme puissante contre de nombreuses pathologies. Les vaccins ont permis d'éliminer ou de réduire considérablement l'incidence de maladies autrefois courantes, comme la polio ou la rougeole.

Un autre aspect fondamental de la prévention est l'**hygiène**. L'enseignement aux enfants des bonnes pratiques, comme le lavage des mains régulier et l'utilisation de mouchoirs jetables, peut réduire considérablement la transmission des infections.

Les maladies infectieuses en pédiatrie couvrent un large spectre. Leur prise en charge nécessite une compréhension approfondie de la pathologie, mais aussi une approche centrée sur l'enfant, en tenant compte de ses besoins spécifiques. La prévention, grâce à la vaccination et à l'éducation à l'hygiène, demeure le pilier de la lutte contre ces infections.

Les pathologies respiratoires.

Les pathologies respiratoires chez l'enfant occupent une place prépondérante en pédiatrie. En effet, le système respiratoire du jeune enfant est en développement constant, ce qui le rend vulnérable à diverses affections. De la simple rhinite à des pathologies plus graves comme la pneumonie, l'éventail des maladies respiratoires est vaste. Plongeons dans cet univers où chaque souffle compte.

Le **système respiratoire** de l'enfant présente des caractéristiques anatomiques et physiologiques uniques. Les voies respiratoires sont plus étroites, le diaphragme joue un rôle prépondérant dans la respiration, et la cage thoracique est plus souple. Ces spécificités rendent les enfants particulièrement sensibles aux infections et aux obstructions.

Les **infections virales**, comme le rhinovirus ou le virus respiratoire syncytial (VRS), sont souvent à l'origine d'affections courantes. La bronchiolite, généralement causée par le VRS, est une inflammation des petites voies respiratoires. Elle touche principalement les nourrissons et peut, dans certains cas, nécessiter une hospitalisation pour une prise en charge en oxygénothérapie.

Les **asthmes** et les bronchospasmes sont des affections chroniques courantes chez l'enfant. Caractérisés par une inflammation des voies respiratoires, ils peuvent être déclenchés par des allergènes, des infections, de l'exercice physique ou d'autres facteurs. Les bronchodilatateurs, comme le salbutamol, et les corticoïdes inhalés, sont des traitements couramment utilisés.

La **pneumonie** est une infection des poumons, généralement causée par des bactéries comme le pneumocoque, mais aussi par des virus. Elle peut être d'origine communautaire ou nosocomiale. Les symptômes varient, mais la fièvre, la toux et la détresse respiratoire sont courants. La prise en charge dépend de la sévérité, mais les antibiotiques sont souvent prescrits pour les pneumonies bactériennes.

La **mucoviscidose** est une maladie génétique qui affecte les poumons et d'autres systèmes. Elle provoque une production accrue de mucus, ce qui entraîne des infections respiratoires fréquentes. Une prise en charge multidisciplinaire est essentielle, incluant des kinésithérapeutes pour des séances de drainage bronchique.

N'oublions pas les pathologies liées à des **corps étrangers**. Les enfants, curieux de nature, peuvent inhaler des petits objets, provoquant une obstruction partielle ou totale des voies respiratoires. Une intervention rapide est essentielle pour retirer le corps étranger et prévenir des complications.

Les pathologies respiratoires chez l'enfant sont diverses et variées. Elles nécessitent une compréhension approfondie de l'anatomie et de la physiologie pédiatriques. La prévention, notamment par la vaccination contre certaines infections respiratoires, est un pilier essentiel de la prise en charge. Mais au-delà des traitements et des interventions, il est crucial de considérer l'enfant dans sa globalité, en intégrant son environnement familial et social, afin d'assurer une prise en charge holistique et efficace.

Les troubles digestifs et nutritionnels.

Les troubles digestifs et nutritionnels chez l'enfant représentent une préoccupation majeure pour les parents et les professionnels de santé. Qu'il s'agisse d'un simple mal de ventre ou d'une pathologie plus complexe comme la maladie cœliaque, ces affections touchent non seulement le bien-être de l'enfant, mais peuvent également avoir des répercussions sur sa croissance et son développement. Imprégnons-nous de cet univers où chaque bouchée et chaque digestion comptent.

Le **tube digestif** de l'enfant est un lieu d'apprentissage. Dès la naissance, il s'adapte au passage du lait maternel ou artificiel, puis progressivement à une diversité d'aliments. Cette adaptation n'est pas toujours linéaire et peut être ponctuée de petits désagréments ou de troubles plus significatifs.

Les **coliques du nourrisson** sont parmi les premières plaintes digestives rencontrées. Bien qu'inoffensives, elles peuvent être source d'inconfort pour le bébé et d'anxiété pour les parents. Leurs causes restent floues, mais des interventions simples, comme le changement de position ou l'administration de probiotiques, peuvent parfois aider.

Avec l'introduction de nouveaux aliments, certains enfants développent des **allergies alimentaires**. Celles-ci peuvent se manifester par des symptômes digestifs, cutanés ou respiratoires. L'éviction de l'allergène et la prise en charge des symptômes sont au cœur de la thérapie.

La **constipation** est un autre trouble courant en pédiatrie. Elle peut résulter de facteurs alimentaires, psychologiques ou fonctionnels. Une hydratation adéquate, une alimentation riche en fibres et parfois l'utilisation de laxatifs sont les piliers de la prise en charge.

Les **gastro-entérites**, généralement d'origine virale, sont courantes chez les enfants. Elles se caractérisent par des vomissements, des diarrhées et parfois de la fièvre. La réhydratation est essentielle pour prévenir la déshydratation.

Sur le plan nutritionnel, l'**obésité infantile** est une préoccupation croissante. Elle ouvre la porte à d'autres pathologies, comme le diabète ou l'hypertension. Une approche multidisciplinaire, associant régime alimentaire, activité physique et soutien psychologique, est essentielle. Inversement, la **dénutrition** peut résulter de maladies chroniques, de troubles de l'alimentation ou de conditions socio-économiques défavorables. Elle compromet la croissance et le développement de l'enfant, nécessitant une prise en charge nutritionnelle adaptée.

Les maladies comme la **maladie cœliaque** ou la **maladie de Crohn** touchent également le système digestif. Elles requièrent un diagnostic précis, souvent basé sur des biopsies, et une prise en charge spécifique, incluant des régimes alimentaires adaptés et des médicaments.

Les troubles digestifs et nutritionnels chez l'enfant sont vastes et interconnectés. Une prise en charge globale, prenant en compte l'enfant dans son intégralité et s'adaptant à son stade de développement, est primordiale. Les parents, soutenus par les professionnels de santé, jouent un rôle central dans la reconnaissance et la gestion de ces troubles, garantissant ainsi le bien-être et la croissance saine de leur enfant.

Les pathologies neurologiques.

Le monde fascinant du cerveau enfantin est un mélange complexe de potentiels, de défis et de mystères. Les pathologies neurologiques pédiatriques touchent cette structure délicate et en développement, affectant non seulement la fonction cérébrale, mais aussi l'ensemble du potentiel de l'enfant. De l'épilepsie aux troubles du spectre de l'autisme, ces affections sont variées et requièrent une prise en charge adaptée et nuancée. Embarquons pour un voyage à travers les méandres du système nerveux pédiatrique.

Dès les premiers jours de la vie, le **cerveau** de l'enfant est en ébullition, créant d'innombrables connexions neuronales. Mais certaines conditions peuvent perturber ce développement harmonieux. Les **troubles neuromusculaires**, comme la myopathie ou la dystrophie musculaire, affectent la communication entre les nerfs et les muscles, influençant ainsi le mouvement et la force musculaire.

L'**épilepsie** est l'une des affections neurologiques les plus courantes chez l'enfant. Elle se caractérise par des crises récurrentes résultant d'une activité électrique anormale dans le cerveau. Si certaines épilepsies sont bénignes et disparaissent avec l'âge, d'autres nécessitent un traitement à long terme pour contrôler les crises.

Les **troubles du spectre de l'autisme (TSA)** touchent la communication, le comportement et la socialisation. Si les causes exactes restent énigmatiques, une combinaison de facteurs génétiques et environnementaux est souvent évoquée. Une prise en charge précoce, multidisciplinaire, axée sur les thérapies comportementales, est cruciale pour soutenir ces enfants.

Les **troubles du mouvement**, comme la maladie de Parkinson juvénile ou la chorée de Sydenham, bien que rares, peuvent affecter les enfants. Ils se manifestent par des mouvements involontaires, des tremblements ou une rigidité musculaire.

La **paralysie cérébrale** est une condition permanente résultant d'une lésion cérébrale survenue durant la période périnatale. Elle affecte la posture, le mouvement et la coordination, nécessitant souvent des thérapies de rééducation et des adaptations au quotidien.

Les **tumeurs cérébrales**, bien que rares, sont la principale cause de décès par cancer chez les enfants. Leur prise en charge dépend du type, de la localisation et de l'extension de la tumeur, associant chirurgie, radiothérapie et chimiothérapie.

Les **malformations congénitales** du système nerveux, comme le spina bifida ou l'anencéphalie, sont des anomalies structurelles présentes dès la naissance, influençant grandement la qualité de vie de l'enfant.

Les pathologies neurologiques pédiatriques sont aussi diverses que profondes. Elles touchent l'essence même de ce qui fait de nous des êtres humains : notre capacité à penser, à ressentir, à interagir. Malgré les défis posés par ces affections, avec le bon soutien, de nombreux enfants peuvent surmonter ces obstacles et réaliser leur plein potentiel. Dans ce voyage, l'accompagnement médical, familial et social est fondamental, offrant à chaque enfant une chance de briller à sa manière unique.

Les maladies métaboliques et génétiques.

Ah, le métabolisme! Cette incroyable usine chimique qui travaille sans relâche pour convertir tout ce que nous consommons en énergie et en composants essentiels pour nos cellules. Mais parfois, dans le livre compliqué de notre code génétique, une page est déchirée ou écrite différemment, entraînant des anomalies métaboliques et génétiques qui peuvent avoir des conséquences dévastatrices pour l'enfant. De la phénylcétonurie à la mucoviscidose, ces maladies sont le résultat de la complexe danse entre nos gènes et notre environnement.

Les **maladies métaboliques héréditaires** sont causées par des mutations génétiques qui perturbent les voies métaboliques normales. Prenons par exemple la **phénylcétonurie (PCU)**. Dans cette affection, l'organisme ne peut pas métaboliser un acide aminé appelé phénylalanine. Sans traitement, cela peut entraîner des problèmes neurologiques graves. Heureusement, un régime alimentaire strict peut aider à gérer cette maladie.

La **mucoviscidose** est une autre maladie génétique redoutable, affectant principalement les poumons et le système digestif. Les personnes atteintes produisent un mucus épais qui peut obstruer les voies respiratoires et provoquer des infections pulmonaires récurrentes. Des thérapies physiques, des médicaments et des modifications diététiques sont essentiels pour gérer cette maladie.

Les **glycogénoses** représentent un groupe de maladies métaboliques où le corps a du mal à utiliser et à stocker le sucre sous forme de glycogène. Cela peut entraîner des problèmes musculaires et hépatiques, et nécessite souvent une prise en charge diététique spécialisée.

Il y a aussi les **lipidoses**, des maladies héréditaires caractérisées par l'accumulation anormale de graisses dans les cellules, pouvant entraîner des symptômes neurologiques et viscéraux.

Les **erreurs innées du métabolisme** ne sont pas les seules préoccupations. Il existe des **anomalies chromosomiques**, comme le syndrome de Down, où un chromosome supplémentaire peut entraîner des retards de développement, des caractéristiques faciales distinctes et d'autres défis médicaux.

Des maladies comme la **dystrophie musculaire** résultent de mutations génétiques affectant la fonction musculaire.

Les enfants atteints peuvent présenter une faiblesse musculaire progressive et d'autres complications.

Mais la recherche avance à pas de géant. Les **thérapies géniques** promettent des traitements révolutionnaires pour certaines de ces maladies. En ciblant directement les gènes défectueux, il pourrait être possible de corriger ou de remplacer le code génétique problématique, offrant de nouvelles perspectives d'avenir.

Les maladies métaboliques et génétiques chez l'enfant nous rappellent l'importance et la fragilité de nos codes génétiques et métaboliques. Si ces maladies peuvent être déroutantes et bouleversantes, l'innovation médicale et l'accompagnement adapté offrent de l'espoir et du soutien aux enfants et à leurs familles. Dans cette quête, la compréhension, la patience et l'amour sont des outils aussi essentiels que n'importe quel médicament.

Chapitre 5 :
LES DÉFIS PSYCHOSOCIAUX EN PÉDIATRIE

L'impact d'une maladie chronique sur l'enfant et sa famille.

La découverte d'une maladie chronique chez un enfant n'est pas seulement une onde de choc médicale, c'est un bouleversement qui ébranle l'ensemble du tissu familial, traçant des sillons dans la vie quotidienne, le développement de l'enfant, et les attentes parentales. La maladie chronique d'un enfant ne se limite pas à un diagnostic médical; elle se transforme en un voyage intime peuplé d'émotions, de défis et d'espoirs.

Lorsqu'un enfant est diagnostiqué avec une maladie chronique, l'**innocence** de l'enfance semble être prise en otage par des consultations médicales, des traitements et une surveillance constante. Les jeux spontanés peuvent être interrompus par des prises médicamenteuses, et les pyjamas remplacés par des blouses d'hôpital.

Sur le plan **émotionnel**, l'enfant peut éprouver des sentiments de colère, de tristesse ou de confusion face à sa maladie. Les questions telles que "Pourquoi moi?" ou "Est-ce ma faute?" peuvent émerger. Par ailleurs, des sentiments d'isolement peuvent surgir s'ils ne peuvent participer à des activités avec leurs pairs ou si les autres enfants les traitent différemment.

Pour les **parents**, la culpabilité, la peur et l'angoisse sont souvent au rendez-vous. Ils peuvent se demander ce qu'ils auraient pu faire différemment ou se blâmer pour le diagnostic. En même temps, ils doivent apprendre à naviguer dans un monde médicalisé, se familiariser avec le jargon médical, et devenir les défenseurs inébranlables de leur enfant.

Les **frères et sœurs** ne sont pas non plus épargnés. Ils peuvent ressentir de la jalousie en voyant toute l'attention portée à leur frère ou sœur malade. Ou, inversement, ils peuvent endosser un rôle de protecteur, mettant de côté leurs besoins pour soutenir leur famille.

Sur le plan **social**, l'enfant et sa famille peuvent se sentir isolés. Les activités familiales normales, comme aller à un anniversaire ou faire une sortie au parc, peuvent devenir complexes à organiser. Les parents peuvent aussi éprouver de la difficulté à équilibrer le temps entre l'enfant malade et leurs autres enfants.

Financièrement, une maladie chronique peut avoir un impact significatif. Entre les frais médicaux, les déplacements, et parfois la nécessité pour un parent de réduire ses heures de travail ou de cesser de travailler, le coût peut être lourd.

Mais, malgré ces défis, il y a aussi des **moments de grâce**. Les familles touchées par la maladie chronique développent souvent une résilience incroyable. Elles apprennent à célébrer les petites victoires, à chérir les moments de normalité, et à s'unir face à l'adversité. Des liens profonds se forment, non seulement au sein de la famille, mais aussi avec d'autres familles traversant des épreuves similaires, créant un réseau de soutien précieux.

L'impact d'une maladie chronique sur l'enfant et sa famille est multidimensionnel, touchant chaque facette de leur existence. Mais avec le bon soutien, de la compréhension, et beaucoup d'amour, ces familles peuvent non seulement survivre, mais aussi s'épanouir, trouvant une force et une profondeur qu'elles n'auraient jamais imaginées.

Les troubles de comportement et du développement.

Lorsqu'on évoque les enfants, on imagine souvent des rires, des jeux, et des découvertes constantes. Pourtant, le tableau n'est pas toujours aussi idyllique. Certains enfants, confrontés à des troubles du comportement ou du développement, parcourent un chemin parsemé d'obstacles, tout comme leurs familles. Ces troubles, souvent méconnus ou incompris, représentent un défi majeur, mais avec une prise en charge adaptée et une sensibilisation accrue, des progrès notables peuvent être réalisés.

Les troubles du comportement chez l'enfant peuvent se manifester de différentes manières. Il peut s'agir d'agressivité, d'opposition constante, de crises de colère, de mensonges répétés, de vols, ou encore d'un retrait social marqué. Derrière ces comportements se cachent parfois des troubles tels que le **trouble oppositionnel avec provocation (TOP)** ou le **trouble des conduites.** Ces troubles ne sont pas simplement le fruit d'une "mauvaise éducation" ; ils sont souvent la résultante de facteurs biologiques, environnementaux et psychosociaux complexes.

À côté de ces troubles du comportement, on trouve les **troubles du développement.** Ces derniers englobent un spectre large de difficultés qui affectent la croissance et le développement de l'enfant. Le **trouble du spectre de l'autisme (TSA)** en est un exemple flagrant. Les enfants avec TSA peuvent présenter des difficultés de communication, des comportements répétitifs, et des défis dans les interactions sociales. Chaque enfant avec TSA est unique, et la manière dont le trouble se manifeste peut grandement varier d'un individu à l'autre.

Les **troubles du développement moteur**, comme la **dyspraxie**, impactent la coordination et la réalisation de mouvements. L'enfant peut avoir du mal à effectuer des tâches quotidiennes comme s'habiller, écrire, ou lacer ses chaussures.

Le domaine des **troubles de l'apprentissage** englobe des difficultés spécifiques dans l'acquisition de compétences académiques. Ainsi, la **dyslexie** affecte la lecture, la **dyscalculie** concerne les mathématiques, et la **dysorthographie** touche l'écriture.

Il est crucial de comprendre que ces enfants ne "choisissent" pas d'avoir des troubles. Ils ne sont ni "paresseux", ni "mauvais". Ils sont confrontés à des défis que la plupart d'entre nous ne peuvent pas comprendre pleinement. Et pourtant, avec le soutien approprié - qu'il s'agisse d'une thérapie, d'une éducation adaptée, ou simplement de patience et de compréhension - ils peuvent dépasser de nombreuses barrières.

Aborder les troubles du comportement et du développement nécessite une prise de conscience collective. En tant que société, en tant que professionnels de santé, en tant qu'éducateurs et parents, nous devons nous éduquer, nous sensibiliser, et surtout, être à l'écoute. Car chaque enfant, quel que soit son trouble, a le droit de grandir dans un environnement où il est compris, soutenu et aimé.

Le rôle de l'infirmier dans l'accompagnement et le soutien psychosocial.

L'infirmier n'est pas seulement le gardien des soins médicaux. Il joue également un rôle crucial en tant que pilier de soutien psychosocial pour le patient et sa famille. Dans le tumulte des hôpitaux et des cliniques, les infirmiers sont souvent les premiers à détecter les signes de détresse émotionnelle et à offrir un soutien inestimable. Loin d'être un simple pourvoyeur de soins cliniques, l'infirmier est également un acteur central dans l'accompagnement émotionnel du patient.

Écoute active : La première étape de tout soutien psychosocial est d'écouter activement le patient. Pour l'infirmier, cela signifie prêter une oreille attentive, sans jugement, aux préoccupations, craintes et émotions du patient. Cette écoute va bien au-delà des mots : elle comprend la capacité à saisir le non-dit, les silences et les expressions corporelles.

Évaluation psychosociale : Les infirmiers sont formés pour évaluer les besoins psychosociaux des patients. Ils sont souvent les premiers à identifier les signes de dépression, d'anxiété ou d'autres troubles émotionnels, et peuvent orienter les patients vers des spécialistes ou des thérapeutes si nécessaire.

Soutien émotionnel : La simple présence rassurante d'un infirmier peut offrir un immense réconfort à un patient anxieux ou effrayé. Les infirmiers fournissent des informations, rassurent, aident à la prise de décision, et souvent, tiennent simplement la main d'un patient en détresse.

Éducation : Informer les patients et leurs familles sur leur état, les traitements et les procédures à venir peut réduire considérablement l'anxiété. L'infirmier joue un rôle pédagogique en s'assurant que le patient et sa famille disposent de toutes les informations nécessaires pour comprendre leur situation.

Plaidoyer : L'infirmier est souvent le principal défenseur du patient. Cela peut signifier plaider pour les besoins du patient auprès de l'équipe médicale, s'assurer que le patient a accès à des ressources psychosociales ou simplement faire entendre la voix du patient lorsque des décisions médicales sont prises.

Travail en réseau : Les infirmiers peuvent orienter les patients vers des ressources extérieures, telles que des groupes de soutien, des thérapeutes, ou des services sociaux, pour s'assurer qu'ils reçoivent un soutien continu.

Soutien à la famille : La maladie ou la blessure d'un patient affecte toute la famille. Les infirmiers reconnaissent l'importance de soutenir non seulement le patient, mais aussi ses proches, en offrant une écoute, des informations et des ressources.

La nature holistique de la profession infirmière englobe à la fois le bien-être physique et émotionnel des patients. En tant que professionnels de santé à l'écoute et présents au quotidien, les infirmiers ont l'opportunité unique de faire une différence profonde et durable dans la vie de leurs patients, bien au-delà des soins médicaux traditionnels. Dans le parcours de santé, l'accompagnement et le soutien psychosocial offerts par les infirmiers sont tout aussi essentiels que les traitements et les médicaments.

Chapitre 6 :
L'ÉTHIQUE EN PÉDIATRIE

La prise de décision
chez le patient mineur.

La prise de décision médicale chez le patient mineur est un sujet délicat et complexe, car elle implique non seulement des enjeux éthiques et légaux, mais également des dimensions psychologiques et familiales. Si l'âge légal de la majorité varie selon les pays, le principe fondamental est que le mineur n'a pas généralement le droit de prendre des décisions médicales autonomes. Cependant, à mesure qu'il grandit et acquiert de la maturité, sa voix doit être de plus en plus prise en compte.

La législation : Chaque pays a ses propres lois régissant le consentement médical pour les mineurs. Dans certains pays, par exemple, un adolescent peut donner son consentement pour certains types de soins sans l'approbation de ses parents. Ces exceptions sont souvent liées à la santé sexuelle, à la santé mentale ou à des situations d'urgence.

Le rôle des parents : Jusqu'à la majorité, ce sont généralement les parents ou les tuteurs légaux qui prennent les décisions médicales pour leur enfant. Cependant, il est essentiel que ces décisions soient prises dans l'intérêt supérieur de l'enfant, et non sur la base des croyances ou des désirs personnels des parents.

L'évaluation de la compétence : Même si un enfant est mineur, cela ne signifie pas qu'il est incapable de comprendre sa situation médicale. De nombreux professionnels de santé évaluent la compétence d'un enfant à participer à des décisions concernant ses soins.

Cette évaluation prend en compte non seulement l'âge de l'enfant, mais aussi sa maturité, son expérience, et sa compréhension de sa situation.

L'assentiment : Même lorsque les enfants ne sont pas légalement autorisés à donner leur consentement, on recherche souvent leur "assentiment". Cela signifie qu'on explique à l'enfant la situation dans un langage qu'il peut comprendre et on cherche son accord. Si un enfant est fortement opposé à une intervention, cela peut conduire à une discussion plus approfondie avec les professionnels de santé, l'enfant, et ses parents.

Conflits et médiations : Dans les situations où un conflit survient entre les souhaits de l'enfant et ceux de ses parents ou des professionnels de santé, une médiation peut être nécessaire. Certains hôpitaux disposent d'équipes éthiques ou de médiateurs spécialisés pour aider à résoudre ces différends.

La dimension éthique : La prise de décision chez le patient mineur soulève de nombreuses questions éthiques. Comment équilibrer les droits des parents, les droits de l'enfant, et les obligations des professionnels de santé ? Quand, et dans quelle mesure, un enfant doit-il être impliqué dans des décisions qui peuvent affecter sa vie ?

La prise de décision chez le patient mineur est un acte délicat qui nécessite une approche nuancée et multidimensionnelle. Il est essentiel de respecter à la fois les droits de l'enfant et ceux des parents, tout en garantissant que les meilleures décisions possibles sont prises pour la santé et le bien-être de l'enfant.

Les droits de l'enfant hospitalisé.

L'hospitalisation est une expérience potentiellement stressante et déstabilisante pour tout individu, et cela peut être particulièrement vrai pour un enfant. Au fil des années, des avancées ont été faites pour reconnaître et protéger les droits des enfants hospitalisés, afin de garantir leur bien-être physique, émotionnel et psychologique. Ces droits reflètent la nécessité d'une approche centrée sur l'enfant et sa famille pendant le séjour à l'hôpital.

1. Droit à une prise en charge adaptée :
L'enfant a droit à des soins médicaux adaptés à son âge, à son développement et à ses besoins spécifiques. Ceci inclut l'accès à une pédiatrie spécialisée lorsque cela est nécessaire.

2. Droit à l'information :
L'enfant et sa famille ont le droit d'être informés de manière compréhensible et adaptée à l'âge de l'enfant sur son état de santé, les soins proposés, et les autres options disponibles.

3. Droit à la participation :
Selon son âge et sa maturité, l'enfant devrait être impliqué dans les décisions concernant ses soins. Son opinion doit être prise en compte et respectée autant que possible.

4. Droit à la vie privée :
La confidentialité des informations médicales de l'enfant doit être respectée. De plus, les soins doivent être administrés dans un environnement préservant la dignité et l'intimité de l'enfant.

5. Droit à un soutien familial :
L'hôpital doit faciliter la présence des parents ou des tuteurs légaux auprès de l'enfant autant que possible, y compris pendant les procédures médicales, si cela est dans l'intérêt de l'enfant.

6. Droit à la réduction de la douleur et de la souffrance :
Toutes les mesures doivent être prises pour garantir que la douleur de l'enfant soit minimisée ou éliminée, que ce soit par des interventions médicales, des techniques non pharmacologiques ou un soutien psychologique.

7. Droit à l'éducation :
L'enfant hospitalisé pendant une période prolongée doit avoir accès à des ressources éducatives pour garantir la continuité de son apprentissage.

8. Droit aux loisirs :
L'enfant a le droit de jouer, de se divertir et de participer à des activités récréatives adaptées à son âge et à son état de santé pendant son séjour à l'hôpital.

9. Droit à un environnement sécurisé :
L'enfant doit être protégé contre tout risque de préjudice ou de maltraitance pendant son séjour à l'hôpital. L'environnement hospitalier doit être sécurisé et adapté aux besoins des enfants.

10. Droit à la non-discrimination :
Tous les enfants, quelles que soient leurs origines, leur religion, leur race, leur sexe, ou leur condition socio-économique, doivent avoir accès à des soins de qualité équivalente.

Ces droits reflètent l'importance de traiter les enfants hospitalisés non seulement comme des patients, mais aussi comme des individus à part entière avec leurs propres besoins, désirs et préoccupations. Ils soulignent également la nécessité de travailler en étroite collaboration avec les familles pour garantir le meilleur résultat possible pour l'enfant.

Les enjeux autour de la fin de vie et des soins palliatifs.

La question de la fin de vie et des soins palliatifs est au cœur de nombreux débats éthiques, sociaux et médicaux. Ces sujets, complexes et sensibles, touchent à l'essence même de ce que signifie être humain et à la manière dont nous percevons la vie, la mort, la souffrance et la dignité.

Voici une exploration des enjeux majeurs autour de ces thèmes :

1. Définition et perception de la "fin de vie" :
Qu'est-ce que la "fin de vie" ? Est-ce le moment précédant immédiatement la mort ou une période plus longue marquée par une dégradation de l'état de santé ? La manière dont nous définissons cette période influence les décisions médicales, éthiques et personnelles.

2. Respect de l'autonomie du patient :
Un patient a-t-il le droit de décider du moment et de la manière dont il souhaite mourir ? Si oui, dans quelles conditions ? Les lois sur l'euthanasie et le suicide assisté varient d'un pays à l'autre, reflétant les divergences de valeurs et de croyances sociétales.

3. Soins palliatifs versus acharnement thérapeutique :
Les soins palliatifs se concentrent sur le soulagement de la douleur et l'amélioration de la qualité de vie plutôt que sur la guérison. Toutefois, où se situe la limite entre des soins bénéfiques et un acharnement thérapeutique ? À quel moment doit-on privilégier le confort du patient plutôt que la prolongation de la vie à tout prix ?

4. Communication et prise de décision :
La communication ouverte entre le patient, sa famille et l'équipe médicale est essentielle. Cependant, aborder des sujets aussi délicats peut être difficile. Comment garantir que toutes les parties sont bien informées et que les décisions reflètent véritablement les souhaits et les meilleurs intérêts du patient ?

5. Aspects culturels et religieux :
La perception de la mort, de la souffrance et des soins de fin de vie varie grandement selon les cultures et les croyances religieuses. Comment assurer des soins respectueux et adaptés à chaque individu dans une société de plus en plus diverse ?

6. Préparation psychologique et soutien :
La fin de vie peut être une période chargée d'émotions, non seulement pour le patient, mais aussi pour sa famille. Comment assurer un soutien psychologique adéquat pour tous ?

7. Formation et bien-être des professionnels de santé :
Les professionnels de santé confrontés à la fin de vie et aux soins palliatifs peuvent éprouver un stress émotionnel important. Comment garantir leur formation et leur bien-être afin qu'ils puissent offrir les meilleurs soins possibles ?

8. Enjeux économiques :
La fin de vie peut engendrer d'importants coûts médicaux. Comment équilibrer les impératifs économiques et la fourniture de soins de qualité ? Qui décide et sur quelle base ?

9. L'évolution des lois et des politiques :
À mesure que les opinions et les connaissances évoluent, comment les lois et les politiques doivent-elles s'adapter pour refléter ces changements tout en garantissant la protection et la dignité de tous les individus ?

Face à ces enjeux, il est crucial d'adopter une approche multidimensionnelle et respectueuse, centrée sur la personne, pour naviguer dans le complexe paysage de la fin de vie et des soins palliatifs.

Chapitre 7 :
TRAVAILLER EN ÉQUIPE EN PÉDIATRIE

La collaboration avec les autres membres de l'équipe soignante.

La collaboration avec les autres membres de l'équipe soignante est comparable à une danse délicate et complexe, orchestrée dans le but d'atteindre une harmonie parfaite pour le bien du patient. C'est un processus continu d'échange, d'apprentissage et de soutien mutuel.

Au cœur de cette collaboration, on trouve une communication ouverte et transparente. Elle permet à chaque professionnel de comprendre la perspective des autres, de respecter leurs domaines d'expertise et d'ajuster les soins en fonction. Qu'il s'agisse d'un médecin qui consulte un physiothérapeute pour un plan de rééducation, d'un infirmier échangeant avec un pharmacien sur les médicaments d'un patient, ou d'un travailleur social coordonnant des soins à domicile, chaque interaction repose sur une confiance mutuelle et une compréhension partagée des objectifs.

Mais la collaboration ne s'arrête pas là. Elle nécessite également une compréhension profonde des rôles et des responsabilités de chacun. Dans cette mosaïque complexe de soins, chaque professionnel apporte une pièce unique au puzzle. Reconnaître l'importance de chaque rôle et valoriser la contribution de tous permet de créer une atmosphère de respect mutuel.

Cette collaboration est également enrichie par la formation continue et le partage des connaissances. Les ateliers interdisciplinaires, les discussions de cas et les revues de morbidité et de mortalité sont autant d'opportunités pour l'équipe de se réunir, d'apprendre les uns des autres et d'améliorer constamment la qualité des soins.

L'environnement de travail joue également un rôle essentiel. Un cadre qui favorise la collaboration, qu'il s'agisse d'espaces physiques de rencontre ou de technologies permettant un échange fluide d'informations, est primordial.

Toutefois, cette collaboration n'est pas exempte de défis. Les divergences d'opinions, les différences de formation et les hiérarchies professionnelles peuvent parfois entraver une collaboration fluide. Cependant, en plaçant toujours le patient au centre des préoccupations et en reconnaissant que chaque membre de l'équipe apporte une valeur inestimable, ces obstacles peuvent être surmontés.

La collaboration entre les membres de l'équipe soignante est une aventure humaine, faite d'écoute, de respect et d'entraide, visant toujours à offrir les meilleurs soins possibles. C'est cette alchimie délicate qui permet d'assurer que, quel que soit le défi rencontré, l'équipe sera toujours plus forte ensemble que la somme de ses parties.

La relation avec les parents et la famille.

La relation avec les parents et la famille en milieu médical est une dimension aussi cruciale qu'intriquée du processus de soins, en particulier en pédiatrie. Leurs émotions, leurs espoirs, leurs peurs et leurs attentes façonnent non seulement leur propre expérience, mais influencent également la manière dont les soins sont perçus et reçus par l'enfant.

Dès l'instant où une famille franchit les portes d'un établissement de santé, une dynamique complexe se met en place. Les parents, souvent emplis d'inquiétude pour leur enfant, cherchent réconfort, clarté et compétence chez les professionnels de santé. En retour, ces derniers, tout en étant des experts médicaux, doivent faire preuve d'écoute, de compassion et d'adaptabilité pour répondre aux besoins spécifiques de chaque famille.

La confiance est le pilier central de cette relation. Elle se construit par une communication transparente, une écoute active et une approche centrée sur le patient et sa famille. Chaque interaction, qu'elle soit une simple mise à jour, une discussion sur le diagnostic, ou une conversation sur les options thérapeutiques, doit être empreinte de respect mutuel. En reconnaissant les parents comme des partenaires de soins, en valorisant leur connaissance intime de leur enfant et en les intégrant activement dans les prises de décision, cette confiance est renforcée.

Mais au-delà des échanges médicaux, il s'agit aussi de reconnaître et de valider les émotions des parents. Leurs peurs, leurs espoirs, leur chagrin ou leur soulagement sont des facettes fondamentales de l'expérience de soins. Offrir un soutien psychosocial, des ressources éducatives ou simplement une épaule sur laquelle s'appuyer peut faire une énorme différence.

Cette relation s'étend bien sûr à l'ensemble de la famille. Les frères et sœurs, grands-parents, tantes et oncles peuvent tous jouer un rôle dans le soutien de l'enfant malade. Leur inclusion dans le processus, en les informant, en répondant à leurs questions et en reconnaissant leur propre parcours émotionnel, enrichit l'environnement de soins.

La collaboration avec la famille va au-delà du simple acte de soigner. Elle façonne l'expérience, influence les résultats et renforce la résilience. Car, en fin de compte, si la médecine peut guider le traitement, c'est la force combinée de l'amour familial et du dévouement professionnel qui assure le véritable processus de guérison.

Les défis et opportunités
de la multidisciplinarité.

La multidisciplinarité en médecine est une approche où plusieurs professionnels de disciplines différentes collaborent pour offrir des soins holistiques au patient. Si cette approche présente de nombreuses opportunités, elle est également accompagnée de défis uniques. En pédiatrie, où le bien-être de l'enfant est au centre des préoccupations, naviguer dans cette mer multidisciplinaire devient encore plus crucial.

Les Défis :

   Communication : La première pierre d'achoppement est souvent la communication. Chaque discipline a son jargon, ses pratiques et ses priorités. Assurer une communication fluide et efficace entre les membres peut nécessiter des efforts supplémentaires.

   Hiérarchie et territoires : Parfois, les anciennes hiérarchies ou les perceptions de territoires professionnels peuvent entraver une collaboration véritablement égalitaire.

   Coordination : Assurer une coordination des soins entre différentes équipes, notamment en termes de rendez-vous, de traitements et d'approches thérapeutiques, peut s'avérer complexe.

   Vision globale : Avec autant de spécialistes impliqués, il peut être difficile d'avoir une vision d'ensemble des soins d'un patient, chaque professionnel se concentrant sur son domaine d'expertise.

Les Opportunités :

Soins Holistiques : La collaboration entre différentes disciplines permet d'offrir des soins qui englobent toutes les facettes du bien-être d'un patient, qu'il s'agisse de santé physique, mentale, sociale ou émotionnelle.

Éducation et Apprentissage : La multidisciplinarité offre une opportunité unique d'apprentissage. Les professionnels peuvent s'informer mutuellement sur les meilleures pratiques et approches de leur discipline respective.

Soutien Mutuel : Dans des situations difficiles, le fait de pouvoir compter sur les connaissances et l'expertise de collègues d'autres disciplines peut être d'un soutien inestimable.

Meilleurs Résultats pour le Patient : La combinaison d'approches variées peut souvent conduire à des résultats améliorés pour les patients, en abordant les problèmes sous différents angles.

Innovation : La rencontre de différents domaines d'expertise peut conduire à des idées novatrices et des solutions créatives aux problèmes complexes.

Naviguer dans le monde de la multidisciplinarité exige une ouverture d'esprit, une volonté de collaboration et une reconnaissance mutuelle du rôle de chacun. Bien que cela puisse présenter des défis, les bénéfices potentiels pour les patients, en termes de soins complets et de bien-être, en font une voie d'avenir incontestable pour la médecine moderne.

Chapitre 8 :
LES SPÉCIFICITÉS DES SOINS SELON LES TRANCHES D'ÂGE

La prise en charge du nouveau-né et du nourrisson.

La prise en charge du nouveau-né et du nourrisson est une période délicate et cruciale dans la médecine pédiatrique, car elle jette les bases de la santé et du bien-être à long terme. Cette phase de la vie, caractérisée par une croissance rapide et des changements physiologiques, nécessite une attention particulière, une expertise spécialisée et une approche adaptée.

Dès la première respiration, la transition du milieu intra-utérin au monde extérieur est une transformation profonde. Le nouveau-né, avec ses systèmes encore immatures, doit s'adapter à une multitude de nouveaux stimuli et défis.

Respirer, manger, grandir : Ces premières semaines et mois de vie sont dominées par ces fonctions fondamentales. Le nourrisson découvre la respiration aérienne, initie la succion et la digestion, et expérimente une croissance rapide.

Évaluations initiales : À la naissance, des évaluations immédiates, telles que le score d'Apgar, permettent d'évaluer la vitalité du nouveau-né. Des examens physiques réguliers garantissent ensuite que le nourrisson se développe correctement, détectant d'éventuelles anomalies ou problèmes de santé.

Allaitement et nutrition : L'allaitement maternel est fortement encouragé en raison de ses multiples bienfaits, tant nutritionnels qu'immunologiques. Cependant, chaque

63

famille est différente, et la formule peut également être une option. La clé est d'assurer une nutrition adéquate pour soutenir cette croissance rapide.

Surveillance du développement : Les premiers mois sont jalonnés de jalons développementaux. Que ce soit le premier sourire, la capacité à se retourner ou le début de la préhension, chaque étape est un signe que le nourrisson progresse bien. Une surveillance régulière par un professionnel de santé permet de s'assurer que le développement est sur la bonne voie.

Vaccinations : Les vaccins sont essentiels pour protéger le nouveau-né et le nourrisson contre de nombreuses maladies potentiellement graves. Le calendrier vaccinal débute dès les premiers jours de vie.

Éducation des parents : Éduquer les parents est tout aussi crucial. Qu'il s'agisse de conseils sur le sommeil, la nutrition, la sécurité ou la stimulation, les parents ont besoin de directives pour s'occuper de leur nouveau-né.

Défis médicaux : Certains nourrissons peuvent rencontrer des défis, qu'il s'agisse de coliques, de reflux gastro-œsophagien, d'ictère néonatal ou d'autres problèmes de santé spécifiques. Une prise en charge adaptée et une surveillance étroite sont essentielles.

Au-delà des aspects médicaux, prendre soin d'un nouveau-né et d'un nourrisson implique une immense tendresse, une patience infinie et une compréhension profonde de leurs besoins. C'est une période de découvertes, d'émerveillement, mais aussi de défis. En tant que professionnels de santé, soutenir la famille dans cette aventure, fournir des informations et des ressources, et offrir des soins médicaux spécialisés est un privilège et une immense responsabilité.

Les particularités
du jeune enfant (2-6 ans).

L'âge de 2 à 6 ans, souvent qualifié de période de la petite enfance, est une étape charnière du développement de l'enfant. Marquée par un équilibre entre la découverte de l'indépendance et le besoin persistant de sécurité, cette phase est riche en changements physiques, cognitifs, émotionnels et sociaux. Les enfants ne sont plus de simples bébés, mais ils ne sont pas encore des « grands » : ils naviguent dans ce monde intermédiaire avec une curiosité insatiable.

Croissance physique : Bien que la croissance ne soit pas aussi rapide que pendant la période du nourrisson, les enfants continuent de grandir régulièrement. Leur coordination motrice s'améliore, passant de la marche maladroite à la course, au saut et à d'autres compétences motrices complexes.

Développement cognitif : C'est l'âge de la curiosité. Les enfants commencent à poser des questions, souvent incessantes, sur le monde qui les entoure. Ils développent également leur imagination, ce qui conduit à des jeux de rôle élaborés. Les premières notions de logique apparaissent, et la capacité à comprendre des concepts plus abstraits commence à se former.

Langage et communication : L'explosion du langage est l'une des caractéristiques les plus notables de cette phase. Les enfants passent d'un vocabulaire limité à la formation de phrases complètes, enrichissant constamment leur lexique et affinant leur grammaire.

Développement social et émotionnel : Les émotions se font plus complexes. Si les crises du terrible two sont réputées, elles sont en réalité un signe de la lutte de l'enfant pour affirmer son indépendance tout en se sentant en sécurité. Les enfants apprennent aussi à jouer avec d'autres, passant d'un jeu parallèle à un jeu plus coopératif. Ils commencent à se faire des amis et à comprendre les dynamiques sociales de base.

Moralité et sens de soi : Les notions de bien et de mal deviennent plus claires. Les enfants commencent à développer leur propre sens de l'identité, à reconnaître leurs goûts et dégoûts, et à exprimer leurs préférences.

Éducation et apprentissage : La plupart des enfants de cette tranche d'âge commencent leur parcours éducatif formel, que ce soit à la maternelle ou en première année d'école primaire. Ils apprennent les bases de la lecture, de l'écriture et des mathématiques, et sont souvent enthousiastes à l'idée d'apprendre.

Santé et bien-être : Alors que le système immunitaire continue de se renforcer, les enfants peuvent encore être sujets à des maladies courantes de l'enfance. C'est également une période propice pour inculquer de bonnes habitudes de santé, comme une alimentation équilibrée et une bonne hygiène dentaire.

En tant que professionnels de santé, comprendre ces particularités est essentiel pour offrir des soins adaptés. Les enfants de 2 à 6 ans ne sont ni de grands bébés ni des mini-adultes. Leur monde est unique, coloré et toujours en évolution, et les accompagner dans cette aventure est à la fois un défi et un privilège.

La pédiatrie
pour l'enfant d'âge scolaire (7-12 ans).

La période de 7 à 12 ans, correspondant à l'enfance d'âge scolaire, marque une étape de transition entre la petite enfance et l'adolescence. Cette phase est caractérisée par une maturation cognitive, sociale, émotionnelle et physique. L'enfant d'âge scolaire gagne en autonomie, se forge une identité propre et développe des compétences qui le préparent à entrer dans la tumultueuse période de l'adolescence.

Développement physique : Les enfants grandissent de manière plus régulière, gagnant en force et en endurance. La coordination s'affine, rendant possibles des activités plus complexes comme les sports d'équipe ou les arts, tels que la musique et la danse. C'est également une période où les prémisses des changements pubertaires peuvent commencer à se manifester.

Maturité cognitive : L'enfant d'âge scolaire est capable de penser de manière plus logique et organisée. Il est désormais apte à comprendre des concepts plus abstraits, à résoudre des problèmes de manière plus systématique et à aborder des sujets académiques plus exigeants.

Socialisation et amitiés : Les relations avec les pairs prennent une importance croissante. Les amitiés deviennent plus intenses et durables, avec une forte influence réciproque. Les enfants apprennent à travailler en groupe, que ce soit pour des projets scolaires ou des activités parascolaires.

Développement émotionnel : L'enfant commence à comprendre ses propres émotions et celles des autres de manière plus approfondie. La recherche d'autonomie peut conduire à des conflits avec les figures d'autorité, mais aussi à une plus grande responsabilité dans la gestion de sa vie quotidienne.

Éducation : L'école joue un rôle central dans la vie de l'enfant d'âge scolaire. La pression académique s'intensifie et les enfants sont amenés à développer des compétences d'organisation, d'autodiscipline et d'étude.

Santé et prévention : Si les enfants de cet âge sont généralement en bonne santé, c'est une période clé pour inculquer des habitudes de vie saines, qu'il s'agisse d'une alimentation équilibrée, d'une activité physique régulière ou d'une bonne hygiène. Les vaccins et les contrôles de santé réguliers restent essentiels.

Moralité et éthique : Les notions de bien et de mal se complexifient. Les enfants commencent à se forger une conscience morale, à comprendre les nuances et à questionner les règles établies.

Identité et estime de soi : Les enfants commencent à se comparer aux autres, à évaluer leurs propres compétences et à développer une image de soi. Le soutien des parents et des éducateurs est crucial pour renforcer une estime de soi positive.

La pédiatrie pour l'enfant d'âge scolaire ne se limite pas à la surveillance de la croissance et à la prévention des maladies. C'est une période de transition délicate qui nécessite une compréhension holistique de l'enfant, de ses besoins et des défis auxquels il est confronté. Chaque enfant évolue à son propre rythme, et le rôle des soignants est d'accompagner cette croissance, de soutenir lors des défis et de célébrer chaque victoire, grande ou petite.

La transition vers les soins aux adolescents (13-18 ans).

La période allant de 13 à 18 ans, souvent appelée adolescence, est une phase de bouleversements, d'exploration et de maturation. Elle marque la transition de l'enfance à l'âge adulte, une période où l'individu, tout en cherchant son indépendance, peut encore avoir besoin du soutien et des conseils des adultes de son entourage. En matière de pédiatrie, cette phase requiert une approche adaptée qui tient compte de la complexité des changements physiologiques, psychologiques et sociaux que vivent les adolescents.

Transformation physique : L'adolescence est synonyme de puberté. Les corps se transforment à un rythme rapide, avec une croissance accélérée, l'apparition de caractères sexuels secondaires et des changements hormonaux notables. Ces transformations peuvent être sources d'incertitudes et parfois d'inconfort pour l'adolescent.

Évolution cognitive : Les adolescents commencent à penser de manière plus abstraite et critique. Ils sont capables de réflexions métacognitives, c'est-à-dire de penser à leur façon de penser, et développent une capacité à envisager des perspectives futures et à établir des plans à long terme.

Emotion et identité : L'adolescence est une quête d'identité. Avec cela vient une montagne russe d'émotions, des conflits internes sur l'appartenance, la sexualité, la vocation et la place dans le monde. L'estime de soi et l'image corporelle prennent une importance particulière pendant cette phase.

Socialisation : Les relations avec les pairs dominent souvent la vie sociale de l'adolescent. Ces relations peuvent être sources de soutien mais aussi de pression, notamment en matière de conformité. L'adolescent peut expérimenter et remettre en question des normes sociales, ce qui peut parfois le conduire à des comportements à risque.

Santé mentale : C'est une période où peuvent surgir des problèmes de santé mentale, comme la dépression, l'anxiété ou les troubles de l'alimentation. Une attention particulière est nécessaire pour repérer et gérer ces enjeux.

Education et ambitions futures : Avec le lycée et l'approche de la fin de la scolarité obligatoire, les adolescents sont confrontés à des décisions majeures concernant leur avenir académique et professionnel.

Autonomie médicale : La transition vers les soins aux adolescents implique également de les préparer à prendre en main leur propre santé, à comprendre et gérer leurs médicaments, leurs rendez-vous médicaux et à adopter des comportements sains.

Éthique et moralité : Les adolescents développent un sens moral plus nuancé, se questionnent sur leurs valeurs et peuvent remettre en question l'autorité et les normes établies.

Face à cette multitude de changements, la transition vers les soins aux adolescents en pédiatrie doit être fluide et adaptée. Il est essentiel de considérer l'adolescent non seulement comme un patient, mais comme un partenaire actif de ses soins. Les professionnels de santé doivent être équipés pour comprendre les enjeux spécifiques de cette tranche d'âge, offrir des conseils pertinents, et surtout, établir une relation de confiance. C'est en travaillant main dans la main avec l'adolescent et sa famille que l'on peut garantir des soins optimaux pendant cette période cruciale de la vie.

Chapitre 9 :
LA PRÉVENTION EN PÉDIATRIE

L'importance de la vaccination.

La vaccination est l'un des plus grands triomphes de la médecine moderne. Elle a permis de prévenir et, dans certains cas, d'éradiquer des maladies qui, par le passé, étaient responsables de millions de décès et de cas d'incapacités. S'articulant autour de la prévention, elle illustre parfaitement le proverbe : "Mieux vaut prévenir que guérir". La vaccination repose sur un principe simple mais puissant : préparer le système immunitaire à combattre une maladie avant même qu'elle ne se présente.

L'immunité en action : La vaccination fonctionne en introduisant dans l'organisme une version affaiblie ou inoffensive de l'agent pathogène - que ce soit un virus ou une bactérie. Cette introduction déclenche une réponse immunitaire, permettant à l'organisme de "se souvenir" de cet agresseur. Ainsi, en cas de future exposition, le système immunitaire est prêt à combattre rapidement et efficacement l'infection.

Protection individuelle et collective : Si la vaccination protège avant tout l'individu vacciné, elle a également un effet protecteur pour la communauté. Lorsqu'une proportion suffisante de la population est vaccinée, cela crée ce qu'on appelle l'immunité collective ou de groupe. Cela signifie que même les personnes non vaccinées, comme celles qui ne peuvent pas l'être pour des raisons médicales, bénéficient d'une certaine protection car la propagation de la maladie est limitée.

Réduction des maladies et des complications : Grâce à la vaccination, des maladies autrefois courantes, comme la polio, la rougeole ou la diphtérie, sont devenues rares dans de nombreuses parties du monde. En outre, pour certaines maladies, même si l'infection n'est pas totalement évitée, la vaccination peut réduire la gravité des symptômes et des complications.

Économies sur les coûts de santé : Prévenir une maladie coûte souvent moins cher que la traiter. En réduisant le nombre de personnes tombant malades, la vaccination diminue les coûts associés aux traitements médicaux, aux hospitalisations et aux absences au travail ou à l'école.

Prévention des épidémies : Dans un monde globalisé, où les déplacements de personnes sont fréquents, la vaccination joue un rôle crucial dans la prévention des épidémies. Elle permet de contenir la propagation de maladies contagieuses et d'éviter des crises sanitaires.

Challenges et controverses : Si l'importance de la vaccination est reconnue par la majorité de la communauté scientifique, elle fait face à des défis, notamment la méfiance de certains groupes vis-à-vis des vaccins. Il est crucial de communiquer sur les bénéfices de la vaccination, basée sur des preuves scientifiques solides, pour contrer les idées reçues et les mythes.

La vaccination est l'une des interventions de santé publique les plus efficaces et les plus rentables. Elle a non seulement transformé le paysage des maladies infectieuses, mais elle continue de jouer un rôle crucial dans la promotion de la santé globale, garantissant que les générations futures soient protégées contre des maladies autrefois redoutées.

La prévention
des accidents domestiques.

La maison, lieu de refuge et de sécurité, peut aussi être le théâtre de nombreux accidents, souvent imprévisibles mais évitables. Les chutes, les brûlures, les intoxications, ou les noyades sont autant d'accidents domestiques qui peuvent survenir si l'on n'y prend garde. Ces accidents peuvent concerner tout le monde, des enfants aux personnes âgées. Heureusement, la plupart d'entre eux peuvent être évités par des mesures préventives simples et une vigilance de tous les instants.

1. Sécurité des enfants :

Coin de la maison : Mettre des protections sur les coins de tables ou de meubles pour éviter les bleus et les coupures.

Prises électriques : Utiliser des caches-prises pour éviter que les enfants n'y insèrent leurs doigts ou d'autres objets.

Produits ménagers : Les ranger hors de portée des enfants, de préférence dans des placards verrouillés.

Petits objets : Éviter de laisser traîner des petits jouets ou pièces qui pourraient être avalés.

2. Prévention des chutes :

Tapis : Fixer correctement les tapis au sol pour éviter qu'ils ne glissent.

Escaliers : Assurer une bonne luminosité et installer des rampes des deux côtés. Pour les plus petits, mettre une barrière en haut et en bas.

Salles de bain : Utiliser des tapis antidérapants et installer des poignées dans la douche ou la baignoire.

3. Prévention des brûlures :

Cuisine : Tourner les poignées des casseroles vers l'intérieur et utiliser les feux arrière du plan de cuisson.

Eau chaude : Régler le chauffe-eau à une température ne dépassant pas 50°C pour éviter les brûlures graves.

4. Prévention des intoxications :

Médicaments : Les conserver dans leur emballage d'origine et hors de portée des enfants.

Produits toxiques : Ne jamais les transvaser dans des bouteilles alimentaires et les ranger dans des endroits sécurisés.

5. Prévention des noyades :

Piscines : Installer une barrière ou une alarme. Ne jamais laisser un enfant sans surveillance à proximité.

Baignoires : Ne jamais laisser un enfant seul dans une baignoire, même pour une courte durée.

6. Prévention des incendies :

Détecteurs : Installer des détecteurs de fumée dans le logement.

Cigarettes : Ne jamais fumer au lit et éteindre correctement les cigarettes.

Bougies : Les placer loin des rideaux et toujours les éteindre en quittant une pièce.

7. Autres préventions :

Ventilation : Assurer une bonne ventilation des pièces pour éviter les intoxications au monoxyde de carbone.

Animaux : Veiller à ce que les animaux domestiques ne représentent pas un danger, notamment pour les enfants.

Une vigilance constante, combinée à une bonne éducation sur les dangers potentiels, peut grandement contribuer à réduire les risques d'accidents domestiques. C'est en créant un environnement sécurisé, tout en sensibilisant chaque membre de la famille aux risques potentiels, que l'on pourra prévenir efficacement les accidents et garantir un foyer sûr pour tous.

L'éducation à la santé : nutrition, hygiène, activité physique.

L'éducation à la santé est un pilier fondamental de la prévention des maladies et de la promotion du bien-être. Elle englobe un large éventail de sujets, allant de la nutrition à l'activité physique, en passant par l'hygiène. Comprendre et intégrer ces principes dès le plus jeune âge permet de jeter les bases d'une vie saine et équilibrée.

1. Nutrition :

Équilibre alimentaire : Comprendre la pyramide alimentaire, privilégier une alimentation variée riche en fruits, légumes, protéines, céréales complètes et produits laitiers, tout en limitant les graisses saturées, les sucres et le sel.

Hydratation : Souligner l'importance de l'eau comme principal moyen d'hydratation, en recommandant une consommation régulière tout au long de la journée.

Prévention des maladies : Expliquer le lien entre une alimentation déséquilibrée et certaines maladies comme l'obésité, le diabète ou les maladies cardiovasculaires.

Lecture des étiquettes : Sensibiliser à la compréhension des informations nutritionnelles des produits pour faire des choix éclairés.

2. Hygiène :

Lavage des mains : Insister sur le bon geste, à réaliser avant de manger, après être allé aux toilettes, ou après avoir été en contact avec des animaux.

Hygiène corporelle : Expliquer la nécessité d'une douche régulière, du brossage des dents deux fois par jour, et de l'entretien des ongles.

Prévention des maladies : Évoquer le rôle de l'hygiène dans la prévention des infections.

Environnement : Sensibiliser à l'importance d'un environnement propre, de la ventilation des pièces, ou encore de l'hygiène alimentaire.

3. Activité physique :

Bouger au quotidien : Souligner les recommandations de l'OMS concernant les 150 minutes d'activité physique modérée par semaine pour les adultes, et 60 minutes par jour pour les enfants.

Bienfaits pour la santé : Mettre en avant les bénéfices de l'activité physique, tels que le renforcement musculaire, l'amélioration de la santé cardiovasculaire, la régulation de la glycémie, ou encore la libération d'endorphines, molécules du bien-être.

Prévention de la sédentarité : Insister sur les dangers d'un mode de vie sédentaire, en encourageant des pauses actives, la marche, ou l'utilisation des escaliers.

Activités adaptées : Proposer des idées d'activités pour tous les âges, en tenant compte des préférences et des capacités individuelles, que ce soit la danse, la natation, la marche, ou encore le yoga.

L'éducation à la santé est un investissement à long terme. Plus les individus sont informés et sensibilisés tôt, plus il est probable qu'ils adoptent des habitudes saines qui perdureront toute leur vie. Cela va au-delà de la simple prévention des maladies, c'est aussi un moyen de promouvoir le bien-être, l'estime de soi et une meilleure qualité de vie.

Chapitre 10 :
LA GESTION DE LA DOULEUR ET DES PROCÉDURES INVASIVES

Évaluation et prise en charge de la douleur.

L'évaluation et la prise en charge de la douleur sont des éléments essentiels dans la pratique médicale et soignante. La douleur, qu'elle soit aiguë ou chronique, physique ou émotionnelle, peut avoir des répercussions majeures sur la qualité de vie des patients. Sa gestion appropriée nécessite une approche holistique et individualisée.

Comprendre la douleur :
- **Définition :** La douleur est une expérience sensorielle et émotionnelle désagréable associée à des lésions tissulaires réelles ou potentielles, ou décrite en termes d'une telle lésion.
- **Types de douleurs :** Distinguer entre la douleur aiguë, souvent liée à une lésion ou une chirurgie, et la douleur chronique, persistant au-delà de la guérison normale des tissus.
- **Mécanismes :** Comprendre les voies de transmission de la douleur, du site de lésion jusqu'au cerveau, et les mécanismes de modulation de cette douleur.

Évaluation de la douleur :
- **Échelles d'évaluation :** Utilisation d'outils comme l'échelle visuelle analogique (EVA), l'échelle numérique, ou encore des échelles adaptées pour les enfants ou les personnes non communicantes.
- **Évaluation globale :** Tenir compte de la localisation, de l'intensité, de la durée, de la qualité (pulsatile,

lancinante, brûlante...) de la douleur, ainsi que des facteurs déclenchants ou apaisants.

Impact de la douleur : Mesurer les conséquences sur le sommeil, l'humeur, l'activité quotidienne, et la mobilité du patient.

Stratégies de prise en charge :

Pharmacologique : Utilisation d'analgésiques allant des antalgiques simples (paracétamol, anti-inflammatoires) aux opioïdes, en passant par les adjuvants comme les antidépresseurs ou anticonvulsivants pour certaines douleurs neuropathiques.

Non-pharmacologique : Techniques telles que la physiothérapie, la relaxation, l'acupuncture, la thérapie cognitive et comportementale ou encore l'hypnose.

Interventionnelle : Pour certaines douleurs, des techniques comme les injections, les blocs nerveux, la neurostimulation ou la radiofréquence peuvent être envisagées.

Approche multidisciplinaire : Collaboration entre médecins, infirmiers, psychologues, physiothérapeutes, et autres professionnels pour une prise en charge globale du patient.

Éducation du patient :

Autogestion : Encourager le patient à participer activement à sa prise en charge, en comprenant sa douleur et en utilisant des techniques de gestion au quotidien.

Communication : Souligner l'importance de la communication régulière avec les professionnels de santé pour ajuster le traitement et faire face aux éventuels effets secondaires.

Évaluation continue :

Suivi régulier : Revoir régulièrement le patient pour évaluer l'efficacité des traitements et ajuster en conséquence.

Qualité de vie : Veiller à ce que la gestion de la douleur se traduise par une amélioration de la qualité de vie, tant sur le plan physique que psychologique.

La douleur, en tant qu'expérience subjective, nécessite une approche empathique et respectueuse. Chaque patient est unique, et son ressenti doit être au cœur de la prise en charge. En plaçant le patient au centre des décisions, et en lui donnant les outils pour gérer sa douleur, on peut améliorer significativement son bien-être et sa qualité de vie.

Techniques non pharmacologiques de soulagement de la douleur.

Les techniques non pharmacologiques de soulagement de la douleur sont de plus en plus reconnues pour leur efficacité et leur absence d'effets secondaires. Ces approches complémentaires peuvent être utilisées seules ou en conjonction avec des traitements médicamenteux, offrant aux patients une gamme plus large de stratégies pour gérer leur douleur.

Méthodes physiques :

Chaleur et Froid : L'application de compresses chaudes ou froides peut aider à soulager la douleur musculaire ou articulaire en augmentant la circulation sanguine ou en réduisant l'inflammation.

Massage : Il détend les muscles tendus, améliore la circulation, et peut offrir un soulagement significatif, surtout pour les douleurs musculaires.

Stimulation électrique transcutanée des nerfs (TENS) : Elle utilise de petites électrodes placées sur la peau pour envoyer des impulsions électriques qui peuvent interrompre ou masquer la douleur.

Physiothérapie : Les exercices et techniques spécifiques peuvent aider à renforcer les muscles, augmenter la flexibilité, et réduire la douleur.

Méthodes cognitives et comportementales :

Thérapie cognitivo-comportementale (TCC) : Elle aide les patients à reconnaître et à changer des schémas de pensée négatifs ou des comportements qui peuvent exacerber la douleur.

Relaxation et biofeedback : Ces techniques enseignent aux patients comment relâcher la tension musculaire et à utiliser la puissance de l'esprit pour contrôler les symptômes de la douleur.

Méditation et pleine conscience : Elles peuvent aider à réduire la perception de la douleur en entraînant le cerveau à se détacher de la pensée et des sensations désagréables.

Méthodes traditionnelles et alternatives :

Acupuncture : Une ancienne technique chinoise qui utilise de fines aiguilles insérées à des points spécifiques pour rééquilibrer l'énergie du corps.

Thérapie par le mouvement, comme le yoga ou le tai-chi : Ces disciplines combinent des mouvements physiques, une respiration profonde, et la méditation pour améliorer la force, la flexibilité, et le bien-être général.

Méthodes sensorielles :

Aromathérapie : L'utilisation d'huiles essentielles pour stimuler les sens et promouvoir la relaxation.

Musicothérapie : Écouter ou jouer de la musique peut fournir une distraction de la douleur et favoriser un sentiment de bien-être.

Approches alimentaires :

Nutrition : Une alimentation équilibrée peut aider à réduire l'inflammation, améliorer la fonction musculaire et osseuse, et booster le système immunitaire.

Suppléments et vitamines : Certains, comme la glucosamine ou la vitamine D, peuvent aider à soulager certains types de douleurs, bien qu'il soit toujours conseillé de consulter un professionnel de santé avant d'en prendre.

Il est essentiel de noter que l'efficacité de ces méthodes varie d'une personne à l'autre. Ce qui fonctionne pour un patient pourrait ne pas être aussi efficace pour un autre. Une communication ouverte entre le patient et le professionnel de santé est cruciale pour trouver les techniques les plus appropriées pour chaque individu.

La préparation de l'enfant aux interventions et aux examens.

La préparation de l'enfant à une intervention médicale ou à un examen est un élément crucial pour réduire l'anxiété et les réactions négatives potentielles, tout en facilitant le processus pour l'équipe soignante. Une préparation adaptée tient compte de l'âge, du niveau de développement, des expériences médicales antérieures et des préférences individuelles de l'enfant.

1. Évaluation initiale :
   Évaluer les connaissances de l'enfant : Savoir ce que l'enfant connaît déjà et ce qu'il imagine peut aider à dissiper les idées fausses.
   Tenir compte des expériences médicales passées : Les enfants ayant des expériences négatives peuvent nécessiter une attention particulière.
2. Fournir des informations adaptées :
   Langage approprié : Utilisez des termes que l'enfant peut comprendre, tout en évitant un langage qui pourrait effrayer ou induire en erreur.

Matériel visuel : Les livres, les jouets ou les vidéos peuvent être utilisés pour montrer à l'enfant ce à quoi s'attendre.

3. Pratiques ludiques :

Jouer le rôle : Permettre à l'enfant de "jouer" à l'examen ou à la procédure à l'avance peut le rendre moins intimidant. Les poupées ou les ours en peluche peuvent être utilisés comme "patients".

Utiliser du matériel médical : Laisser l'enfant toucher et jouer avec certains équipements (stéthoscope, pansements) pour les démystifier.

4. Implication des parents :

Soutien émotionnel : Encouragez les parents à être présents pour rassurer et conforter l'enfant.

Renforcer les instructions : Les parents peuvent aider à expliquer les étapes à leur enfant de manière rassurante.

5. Techniques de distraction :

Histoires et livres : Raconter une histoire ou lire un livre pendant l'examen.

Jeux et gadgets : Utilisez des gadgets ou des jeux pour détourner l'attention de l'enfant de la procédure.

6. Préparation émotionnelle :

Techniques de respiration : Enseignez à l'enfant des techniques de respiration pour le calmer.

Visualisation : Encouragez l'enfant à penser à un lieu ou à une expérience agréable.

7. Reconnaissance et récompenses :

Éloges : Félicitez l'enfant pour sa bravoure et sa coopération.

Petites récompenses : Les autocollants ou les petits jouets peuvent être donnés comme récompenses post-procédure.

8. Feedback après la procédure :

Débriefing : Discutez avec l'enfant de la manière dont il a ressenti l'intervention ou l'examen.

Suggestions pour l'avenir : Demandez à l'enfant et aux parents comment améliorer les futures visites.

Il est essentiel de comprendre que chaque enfant est unique. Ce qui fonctionne pour un enfant peut ne pas fonctionner pour un autre. L'essentiel est de rester flexible, d'écouter attentivement et de s'adapter aux besoins individuels de chaque enfant. Une préparation efficace peut grandement contribuer à une expérience médicale positive pour l'enfant, les parents et les soignants.

Chapitre 11 :
L'ACCOMPAGNEMENT
DES FAMILLES EN DEUIL

Reconnaître les signes
avant-coureurs du deuil.

Reconnaître les signes avant-coureurs du deuil est essentiel pour comprendre et soutenir ceux qui traversent cette expérience émotionnellement chargée. Le deuil ne concerne pas seulement la perte d'un être cher par décès, mais peut également survenir suite à d'autres formes de pertes comme une rupture, la perte d'un emploi, une maladie grave, ou même des changements majeurs dans la vie. Bien que le deuil soit une réaction naturelle et personnelle, certains signes et symptômes sont couramment observés chez de nombreuses personnes endeuillées.

1. Symptômes émotionnels :
   Choc et incrédulité : Un sentiment d'irréalité, comme si ce qui se passait n'était pas vrai.
   Tristesse profonde : Des moments de pleurs intenses, une sensation d'immense vide ou de solitude.
   Colère : Ressentir de la colère envers la situation, envers soi-même, envers d'autres, ou même envers l'univers ou un pouvoir supérieur.
   Culpabilité : Des remords ou des regrets concernant des choses non dites ou non faites, ou se sentir coupable de survivre.
2. Symptômes physiques :
   Fatigue : Se sentir constamment épuisé, même après une bonne nuit de sommeil.

Perturbations du sommeil : Insomnie, réveils nocturnes ou sommeil excessif.

Modifications de l'appétit : Perte d'appétit ou, au contraire, compulsions alimentaires.

Douleurs physiques : Maux de tête, douleurs abdominales ou tension musculaire.

3. Symptômes cognitifs :

Difficultés de concentration : Difficulté à se concentrer sur des tâches ou à prendre des décisions.

Confusion : Se sentir déconnecté ou désorienté.

Obsession : Penser constamment à la personne ou à la situation perdue.

Rêves ou cauchemars : Rêves intenses concernant la perte.

4. Symptômes comportementaux :

Isolement : Se retirer des activités sociales ou éviter les amis et la famille.

Négligence de soi : Négliger sa propre santé, son hygiène ou son bien-être.

Recherche de la personne disparue : Sentiment que la personne décédée est toujours présente ou tentatives pour se reconnecter avec elle.

Evitement : Éviter les rappels de la perte.

5. Symptômes spirituels :

Recherche de sens : Questionnements sur le sens de la vie, sur la mortalité ou sur la croyance spirituelle.

Doute : Remise en question des croyances religieuses ou spirituelles.

Ressentiment : Colère envers un pouvoir supérieur pour avoir permis la perte.

Il est important de noter que le deuil est un processus individuel et que tout le monde ne ressentira pas tous ces symptômes ni dans le même ordre. Certains peuvent trouver du réconfort dans le soutien d'amis, de la famille ou de groupes de soutien, tandis que d'autres pourraient avoir besoin d'une thérapie professionnelle pour naviguer à travers leurs émotions. Il est essentiel d'offrir un soutien et de comprendre que le deuil est un processus qui prend du temps.

Les étapes et processus de deuil.

Les étapes du deuil, souvent associées au travail de la psychiatre Elisabeth Kübler-Ross, sont largement reconnues comme un cadre pour comprendre le processus de deuil. Cependant, il est essentiel de comprendre que ces étapes ne sont pas linéaires. Chaque individu peut les vivre différemment, certaines étapes pouvant être ressenties plus intensément que d'autres, ou être omises complètement. Voici une vue d'ensemble des étapes traditionnellement identifiées et une description fluide de chacune:

1. Le déni :
C'est la première réaction face à une perte soudaine ou choquante. Le monde devient soudainement surréaliste, et tout peut sembler flou. "Ce n'est pas possible" ou "Cela ne peut pas m'être arrivé" sont des pensées courantes. Le déni est une défense temporaire qui amortit la réalité choc de la perte.

2. La colère :
Alors que la brume du déni commence à se dissiper, la douleur refait surface, et pour la gérer, nous devenons souvent en colère. Cette colère peut se diriger vers des objets inanimés, des étrangers, des amis ou la famille. Il est également courant de ressentir de la colère envers la personne décédée, ou contre soi-même pour ce qui aurait pu être fait différemment.

3. La négociation :
Cette étape est marquée par des tentatives de trouver un moyen d'éviter ou de minimiser la douleur de la perte. Les

gens peuvent se tourner vers un pouvoir supérieur et tenter de "négocier" un accord pour atténuer leur douleur. Des pensées du type "Si seulement je faisais ceci, alors cela n'aurait pas eu lieu" sont courantes.

4. La dépression :
Alors que la réalité de la perte s'installe, le chagrin peut devenir profondément ressenti. Cette étape est souvent marquée par des sentiments de vide, de désespoir, et d'isolement. Contrairement à une dépression clinique, cette tristesse est une réponse normale et appropriée à la perte.

5. L'acceptation :
C'est le moment où les émotions conflictuelles commencent à se stabiliser. Accepter ne signifie pas que la douleur a disparu, mais plutôt que l'on commence à trouver un moyen de vivre avec elle. Cela implique souvent de réorganiser sa vie, d'ajuster ses routines et d'accepter la nouvelle réalité sans la présence de l'être cher.

Il est essentiel de rappeler que le deuil est un processus unique pour chaque individu. Certains peuvent se déplacer rapidement à travers ces étapes, tandis que d'autres peuvent prendre beaucoup plus de temps. Certaines personnes peuvent même sauter certaines étapes ou les vivre dans un ordre différent. Quoi qu'il en soit, il est crucial de se permettre de ressentir ces émotions et de chercher un soutien si nécessaire.

Le rôle de l'infirmier dans le soutien aux familles endeuillées.

Le rôle de l'infirmier dans le soutien aux familles endeuillées est à la fois nuancé et essentiel. Dans les moments les plus sombres, ces professionnels de la santé sont souvent la première ligne de soutien pour les familles en deuil. Leur rôle va au-delà des simples soins médicaux pour englober l'écoute, la guidance et la compassion. Voici une description fluide de ce rôle crucial.

L'infirmier, avec ses mains habiles et son cœur empathique, occupe une position privilégiée pour offrir du soutien aux familles en deuil. Quand la tempête de la douleur balaie tout, il est souvent la bouée à laquelle ces familles s'accrochent. Dans la complexité du deuil, chaque famille a sa propre histoire, son propre voyage. Et pourtant, au cœur de chaque histoire se trouve l'infirmier, un phare constant dans l'obscurité.

Dès le début, l'infirmier s'efforce de créer un environnement sécurisé pour la famille, un endroit où chaque membre peut exprimer librement sa douleur, ses regrets, sa colère ou son incompréhension. En écoutant activement, l'infirmier valide les sentiments de la famille, faisant en sorte que chaque personne se sente entendue et comprise. Mais l'écoute ne se fait pas seulement avec les oreilles; elle se fait aussi avec le cœur, avec empathie.

Outre l'écoute, l'infirmier fournit également des informations essentielles. La douleur peut souvent être accompagnée de confusion et de nombreuses questions. Que s'est-il passé? Pourquoi cela s'est-il passé? Que se passe-t-il ensuite? En offrant des réponses claires et en évitant le jargon médical, l'infirmier aide à éclaircir cette confusion, permettant à la famille de mieux comprendre la situation.

Mais parfois, les mots ne suffisent pas. Dans ces moments, la simple présence de l'infirmier peut offrir un immense réconfort. Un toucher rassurant, un regard compatissant, ou simplement le fait d'être là, peut être exactement ce dont la famille a besoin.

L'infirmier est également là pour guider la famille à travers les étapes pratiques du deuil. Qu'il s'agisse de les orienter vers des groupes de soutien, de les aider à comprendre les démarches administratives, ou de les mettre en relation avec d'autres professionnels de santé, l'infirmier joue un rôle essentiel pour s'assurer que la famille ne se sente pas seule.

Enfin, il est crucial de se rappeler que le deuil ne se termine pas une fois que la famille quitte l'hôpital ou la clinique. L'infirmier comprend cette réalité et, souvent, s'efforce de suivre avec la famille, que ce soit par le biais d'un appel téléphonique, d'une lettre ou d'une visite. Cette continuité des soins illustre parfaitement l'engagement profond de l'infirmier envers les familles endeuillées.

L'infirmier est à la fois un guide, un soutien et un témoin compatissant. Bien que la douleur puisse parfois sembler insurmontable, la présence constante et rassurante de l'infirmier aide les familles à trouver leur chemin à travers l'obscurité vers la lumière de la guérison.

Chapitre 12 :
LES SITUATIONS SPÉCIALES EN PÉDIATRIE

L'enfant ayant des besoins spécifiques (handicap, maladies rares).

Prendre soin d'un enfant ayant des besoins spécifiques, qu'il s'agisse d'un handicap ou d'une maladie rare, est un défi unique qui nécessite une compréhension profonde et une approche personnalisée. Ces enfants, avec leurs caractéristiques uniques et leurs besoins spécifiques, occupent une place spéciale dans le monde de la pédiatrie. Voici une exploration fluide de ce sujet complexe mais fondamental.

Dans le vaste univers de la pédiatrie, il existe une constellation d'enfants qui brille d'une lumière différente: les enfants ayant des besoins spécifiques. Bien que chaque enfant soit unique à sa manière, ces enfants portent en eux des histoires, des défis et des espoirs qui nécessitent une attention particulière.

Pour commencer, il est essentiel de reconnaître que le terme "besoins spécifiques" englobe une vaste gamme de conditions. Cela peut aller d'un handicap physique, comme une paralysie cérébrale, à des maladies rares qui peuvent affecter n'importe quel système de l'organisme. Mais quelle que soit la condition, une chose reste constante: la nécessité d'une prise en charge adaptée et individualisée.

L'approche de ces enfants commence par une compréhension approfondie de leur condition. Cela nécessite non seulement une connaissance médicale, mais aussi une écoute active de l'enfant et de sa famille. Car qui mieux que la famille connaît les nuances, les petites victoires et les défis quotidiens de l'enfant? En intégrant cette connaissance intime à l'expertise médicale, il est possible d'élaborer un plan de soins qui répond vraiment aux besoins de l'enfant.

Mais il ne s'agit pas seulement de traitements médicaux. Ces enfants, avec leurs besoins spécifiques, ont aussi soif de normalité. Ils veulent jouer, apprendre, rire et vivre comme n'importe quel autre enfant. C'est ici que réside le véritable art de la pédiatrie: trouver un équilibre entre la prise en charge médicale et la création d'opportunités pour que l'enfant s'épanouisse. Cela peut signifier l'adaptation d'un jouet, la personnalisation d'une routine d'apprentissage, ou simplement le fait de prendre le temps d'écouter les rêves et les espoirs de l'enfant.

Et puis, il y a la famille. La présence d'un enfant ayant des besoins spécifiques peut bouleverser l'équilibre familial. Les parents peuvent se sentir dépassés, les frères et sœurs peuvent se sentir négligés, et la tension peut parfois monter. Ici encore, le rôle du professionnel de santé est essentiel. En offrant un soutien, en écoutant les préoccupations et en fournissant des ressources, il est possible d'aider la famille à naviguer dans cette mer tumultueuse.

S'occuper d'un enfant ayant des besoins spécifiques est un voyage qui nécessite à la fois expertise médicale et compassion profonde. Ces enfants, malgré ou peut-être à cause de leurs défis, apportent une richesse inestimable à notre monde. En les reconnaissant, en les soutenant et en les célébrant, nous enrichissons non seulement leurs vies, mais aussi la nôtre.

La prise en charge de l'enfant maltraité.

La prise en charge de l'enfant maltraité est un enjeu délicat qui exige une approche multidimensionnelle, empreinte de délicatesse, d'empathie et de professionnalisme. Les stigmates de la maltraitance vont bien au-delà des blessures physiques visibles; elles s'inscrivent profondément dans l'âme et l'esprit de l'enfant, façonnant son avenir de manière parfois imprévisible.

Lorsqu'un enfant maltraité franchit les portes d'un établissement de santé ou d'un service social, il transporte avec lui une mosaïque de douleurs, de traumas et de méfiances. La première étape dans la prise en charge de cet enfant est l'évaluation de sa sécurité. Avant toute intervention médicale ou thérapeutique, il est primordial de s'assurer que l'enfant est à l'abri de tout danger imminent. Ceci peut parfois nécessiter une collaboration étroite avec les services sociaux et juridiques.

Simultanément, la dimension médicale entre en jeu. Une évaluation exhaustive des blessures physiques est nécessaire, mais toujours réalisée avec douceur et empathie. Il est fondamental de se rappeler que chaque geste, chaque toucher, peut raviver le trauma de l'enfant. La communication est clé : expliquer chaque étape, rassurer l'enfant et, si possible, impliquer un professionnel formé à la prise en charge psychologique des traumatismes.

Mais les cicatrices les plus profondes ne sont souvent pas visibles à l'œil nu. Les traumatismes psychologiques et émotionnels de la maltraitance peuvent persister longtemps après que les ecchymoses physiques ont disparu. C'est là qu'une approche globale est vitale. Les thérapeutes, les psychologues et les travailleurs sociaux doivent collaborer pour offrir à l'enfant un espace sécurisé où il peut exprimer ses peurs, ses douleurs et commencer le long processus de guérison.

L'importance de la famille, ou de ce qui en reste, ne peut être sous-estimée. Dans certains cas, la famille peut être une source de soutien, aidant à la guérison de l'enfant. Dans d'autres cas, la famille peut être à l'origine du trauma, nécessitant une réévaluation complète de la dynamique familiale. Dans tous les cas, l'approche doit être centrée sur ce qui est le mieux pour l'enfant.

Au cœur de cette prise en charge se trouve l'enfant lui-même. Chaque enfant est unique, avec ses propres mécanismes de défense, ses propres réactions au trauma. La clé est d'écouter, vraiment écouter, l'enfant. Comprendre ses besoins, ses peurs, et surtout, ses espoirs pour l'avenir.

La prise en charge de l'enfant maltraité est un voyage. Un voyage souvent parsemé d'obstacles, de douleurs, mais aussi d'espoirs. Avec le soutien, l'amour et le professionnalisme, il est possible de guider ces enfants vers un avenir meilleur, où les stigmates de la maltraitance sont transformés en résilience, force et espoir.

Les enfants avec des besoins diététiques particuliers (allergies, intolérances).

S'occuper d'enfants ayant des besoins diététiques particuliers, comme des allergies ou des intolérances alimentaires, requiert une attention méticuleuse, une expertise nutritionnelle approfondie et, par-dessus tout, une grande empathie. Dans un monde où les repas sont souvent associés à des moments de convivialité, de célébration et de tradition, ces enfants peuvent parfois se sentir exclus ou différents en raison de leurs restrictions alimentaires. Mais avec les bonnes connaissances et la bonne approche, ces défis peuvent être transformés en opportunités pour favoriser le bien-être, l'inclusion et l'éducation.

Au début de la vie, lorsque les parents introduisent de nouveaux aliments dans le régime alimentaire de leur enfant, les premiers signes d'une réaction allergique peuvent apparaître. Ces réactions peuvent varier d'une simple éruption cutanée à des symptômes plus graves, voire mortels, comme l'anaphylaxie. C'est pourquoi une surveillance étroite est essentielle, surtout lorsqu'il y a des antécédents familiaux d'allergies.

Les intolérances alimentaires, bien que souvent moins graves, peuvent causer un inconfort significatif. Les symptômes comme les douleurs abdominales, les ballonnements ou les troubles digestifs peuvent affecter la qualité de vie de l'enfant, mais aussi impacter son développement et son bien-être émotionnel.

En tant que professionnels de la santé, l'approche pour prendre en charge ces enfants commence par un diagnostic précis. Des tests allergiques, des observations et, dans certains cas, des éliminations alimentaires suivies de réintroductions sont essentiels pour identifier les coupables. Une fois identifiés, l'éducation devient primordiale. Les enfants, ainsi que leurs parents, tuteurs ou soignants, doivent être informés des aliments à éviter, des alternatives sûres et des stratégies pour prévenir les expositions accidentelles.

Il est également essentiel de considérer l'aspect émotionnel. Pour un enfant, ne pas pouvoir manger le gâteau d'anniversaire lors d'une fête ou se sentir différent lors des repas à la cantine peut être difficile à gérer. L'accompagnement psychologique, combiné à des stratégies éducatives, comme la préparation d'aliments spéciaux pour des occasions ou la sensibilisation dans les écoles, peut faire une différence significative.

De plus, il faut toujours être à la recherche d'innovations et de nouvelles recherches. Avec l'évolution de la science nutritionnelle, de nouveaux aliments et suppléments peuvent être introduits, offrant plus d'options et d'alternatives pour ces enfants.

Prendre soin d'enfants ayant des besoins diététiques particuliers est un équilibre délicat entre science, éducation et empathie. Avec une collaboration étroite entre professionnels, familles et communautés, ces enfants peuvent mener une vie saine, heureuse et pleinement intégrée, malgré leurs restrictions alimentaires.

Chapitre 13 :
TECHNOLOGIES ET PÉDIATRIE

L'usage des technologies
dans le suivi et les soins.

Dans le monde en constante évolution de la médecine pédiatrique, les technologies jouent un rôle de plus en plus prépondérant, révolutionnant la manière dont les soins sont dispensés et transformant les interactions entre les soignants, les patients et leurs familles. L'incorporation des technologies dans le suivi et les soins pédiatriques présente un panorama riche en innovations, défis, mais aussi en opportunités inédites pour optimiser le bien-être de l'enfant.

L'avènement de la télémédecine, par exemple, a rendu les consultations médicales plus accessibles et flexibles. Plus besoin de se déplacer pour un simple suivi ou pour obtenir des avis spécialisés : un rendez-vous virtuel permet de discuter, d'évaluer et de planifier les soins. Pour des familles vivant dans des zones éloignées ou ayant des contraintes de déplacement, c'est une véritable révolution.
Les dossiers médicaux électroniques centralisent toutes les informations relatives à un patient, favorisant une meilleure communication entre professionnels de santé. Finies les piles de dossiers papier, tout est désormais à portée de clic, permettant des diagnostics plus rapides et une meilleure coordination des soins.

L'utilisation d'applications dédiées au suivi des traitements, à l'éducation thérapeutique ou à la gestion des symptômes offre aux familles des outils pratiques pour gérer au mieux la santé de leur enfant. Ces applications peuvent rappeler la prise de médicaments, fournir des informations sur une maladie ou permettre un suivi en temps réel des symptômes, facilitant la communication avec les soignants.

Les wearables, ou dispositifs portables, sont également à la pointe de cette transformation. Des montres aux patchs connectés, ils surveillent en continu des paramètres tels que le rythme cardiaque, l'oxygénation sanguine ou l'activité physique. Ces données, une fois analysées, peuvent fournir des indications précieuses pour adapter un traitement ou anticiper une complication.

Cependant, l'usage des technologies dans le suivi et les soins ne vient pas sans défis. La sécurité des données, la formation des professionnels, l'adaptabilité des dispositifs aux besoins spécifiques des enfants, ou encore le risque de déshumanisation des soins sont autant de sujets de préoccupation.

Il est donc essentiel d'adopter une démarche réfléchie et éthique dans l'intégration des technologies. L'objectif ultime reste d'améliorer la qualité des soins, de faciliter la vie des familles et d'optimiser le bien-être de l'enfant, tout en préservant cette relation humaine, si précieuse, au cœur du processus de soins.

Ainsi, la technologie, guidée par la main experte des professionnels de santé et l'engagement des familles, oeuvre au service de la santé et de l'épanouissement de l'enfant.

La télémédecine en pédiatrie.

La télémédecine en pédiatrie est comme une fenêtre ouverte sur un nouveau monde de soins pour les enfants, réunissant la prouesse technologique et la finesse de l'art médical, tout cela sans avoir à franchir le seuil d'une clinique ou d'un hôpital. En unissant le virtuel et le réel, la télémédecine pédiatrique offre une gamme de possibilités, mais aussi de défis à relever, qui méritent une attention particulière.

Le principal attrait de la télémédecine est sa capacité à transcender les barrières géographiques. Pour les familles résidant dans des zones reculées, ou pour celles ayant des contraintes logistiques, l'accès à des spécialistes pédiatriques peut s'avérer complexe. Grâce à la télémédecine, un enfant souffrant d'une maladie rare peut être consulté par un spécialiste se trouvant à des centaines de kilomètres de distance, le tout confortablement depuis son salon.

De plus, pour des enfants anxieux ou traumatisés par des visites médicales précédentes, la consultation virtuelle peut s'avérer moins stressante, se déroulant dans un environnement familier.

La télémédecine offre également un formidable outil de suivi. Les dispositifs connectés, qu'il s'agisse de montres, de capteurs ou d'autres gadgets, peuvent transmettre en temps réel des informations médicales précieuses. Ces données, lorsqu'elles sont analysées et interprétées par des professionnels, permettent un suivi proactif et personnalisé de l'enfant.

Cependant, tout n'est pas rose dans le monde de la télémédecine pédiatrique. L'absence de contact physique direct peut limiter l'évaluation clinique. Certains signes subtils, que l'on détecte par l'observation directe ou la palpation, peuvent échapper lors d'une consultation virtuelle. De plus, la dépendance à la technologie engendre des défis tels que les problèmes de connexion, la qualité vidéo/audio, ou encore la sécurité des données médicales transmises.

L'aspect relationnel est également à considérer. La relation médecin-patient, fondée sur la confiance, l'écoute et l'empathie, peut être affectée par cette distance virtuelle. Il est donc crucial pour le praticien de développer des compétences spécifiques pour instaurer une connexion authentique avec l'enfant et sa famille, même à travers un écran.

La télémédecine en pédiatrie est une aventure à la fois exaltante et complexe. Comme toute innovation, elle nécessite une adaptation, une formation continue et une réflexion éthique. Mais avec ces précautions, elle a le potentiel de redéfinir l'accès aux soins pour les enfants, offrant une médecine plus inclusive, plus accessible et adaptée aux besoins du 21ème siècle.

Les applications et plateformes utiles pour les infirmiers pédiatriques.

Dans une ère où la technologie est omniprésente, l'intégration d'applications et de plateformes numériques au sein de la profession d'infirmier pédiatrique a ouvert la voie à de nouvelles méthodes de travail, d'apprentissage et de communication. Ces outils, conçus pour faciliter et améliorer les pratiques professionnelles, sont devenus des compagnons inestimables au quotidien.

Outils de Gestion du Patient :
   Cerner ou **Epic** : Des systèmes d'information hospitaliers qui permettent de suivre les dossiers médicaux des patients, de commander des examens, et bien plus encore.
   MediSecure: Une application qui facilite la prescription électronique et le suivi des médicaments.

Guides Médicamenteux et Dosages :

BNF for Children (BNFC) : Propose des informations sur le dosage pédiatrique, les effets secondaires et les contre-indications des médicaments.

Pediatric Dosage Handbook: Une référence pour le dosage de médicaments chez les enfants.

Applications de Formation et d'Information :

Pediatric Care Online: Une ressource complète qui offre des recommandations de pratique clinique, des vidéos de formation, et plus.

PEMSoft: Un logiciel mobile destiné aux professionnels de la pédiatrie, offrant des informations sur diverses pathologies et traitements.

Outils de Communication :

TigerConnect: Une application de messagerie sécurisée qui permet aux professionnels de la santé de communiquer entre eux et avec les patients en respectant les réglementations sur la confidentialité.

Doxy.me: Une plateforme de télémédecine simple d'utilisation pour les consultations à distance.

Applications pour le Bien-être de l'Enfant :

Distract-A-Bee: Une application conçue pour distraire les enfants pendant les procédures médicales.

Breathe, Think, Do with Sesame: Aide les enfants à développer des compétences émotionnelles et à gérer des situations stressantes.

Applications d'Organisation :

NurseGrid: Conçu spécialement pour les infirmiers, cet outil facilite la planification des horaires et la communication avec les collègues.

Evernote: Une application polyvalente de prise de notes qui peut être utilisée pour suivre les formations, les conférences ou même pour des rappels personnels.

Réseaux Sociaux Professionnels :

MedShr: Une plateforme où les professionnels de santé peuvent partager et discuter de cas cliniques complexes.

Applications de Gestion du Stress et de la Fatigue :

Calm ou **Headspace**: Offrent des séances de méditation et des techniques de relaxation pour aider les infirmiers à gérer le stress du métier.

Ces applications et plateformes ne sont que la pointe de l'iceberg. Le monde numérique évolue constamment, offrant toujours plus d'outils pour enrichir et faciliter le métier d'infirmier pédiatrique. Cependant, il est essentiel de s'assurer que chaque outil est utilisé conformément aux réglementations locales et nationales en matière de confidentialité et de sécurité des patients.

Chapitre 14 :
LA SÉCURITÉ ET L'HYGIÈNE EN PÉDIATRIE

Les protocoles d'hygiène spécifiques à la pédiatrie.

L'hygiène en pédiatrie revêt une importance particulière en raison de la vulnérabilité des enfants, en particulier des nouveau-nés et des nourrissons, aux infections. De plus, certains comportements typiques des enfants, tels que la tendance à porter des objets à la bouche ou à explorer leur environnement sans discernement, peuvent augmenter le risque d'exposition aux agents pathogènes. Voici une vue d'ensemble des protocoles d'hygiène spécifiques à la pédiatrie :

Hygiène des Mains :

Lavage fréquent des mains à l'eau et au savon pendant au moins 20 secondes, en insistant sur les espaces entre les doigts, les ongles et les poignets.

Utilisation de désinfectants pour les mains à base d'alcool lorsque le lavage des mains n'est pas possible.

Éducation des enfants plus âgés sur l'importance du lavage des mains, surtout après être allés aux toilettes, avant de manger et après avoir joué dehors.

Hygiène des Jouets et du Matériel Éducatif :

Nettoyage et désinfection régulière des jouets, en particulier ceux qui sont partagés ou qui vont dans la bouche.

- Utilisation de jouets faciles à nettoyer et éviter les jouets en peluche dans les zones à haut risque, comme les unités de soins intensifs.

Hygiène en Maternité et chez le Nouveau-né :
- Changements fréquents de couches, suivi d'un nettoyage soigné de la zone génitale.
- Lavage délicat du nouveau-né avec des produits doux et spécifiques pour les bébés.

Hygiène Alimentaire :
- Assurer une préparation, une manipulation et une conservation appropriées des aliments et des biberons.
- Stérilisation des biberons et des tétines après chaque utilisation pour les nouveau-nés et les nourrissons.

Prévention des Infections Nosocomiales :
- Utilisation systématique de gants, masques et blouses lors de la manipulation des cathéters ou lors de procédures invasives.
- Suivi strict des protocoles pour la pose et l'entretien des dispositifs médicaux.

Gestion des Déchets Médicaux :
- Élimination appropriée des objets tranchants, des pansements usagés et d'autres déchets médicaux dans des conteneurs spécifiques.

Hygiène Respiratoire :
- Éducation à l'étiquette de la toux et du nez : tousser ou éternuer dans le coude ou dans un mouchoir jetable.
- Utilisation de masques en cas de maladies respiratoires contagieuses.

Prévention des Infections Associées à l'Eau :
- Surveillance régulière de la qualité de l'eau dans les unités pédiatriques, en particulier dans les unités néonatales.
- Éviter les bains prolongés et veiller à bien sécher la peau des enfants après le bain pour prévenir les infections cutanées.

Formation et Éducation :
> Formation continue du personnel médical et paramédical sur les protocoles d'hygiène.
> Sensibilisation des parents et des tuteurs à l'importance de l'hygiène en pédiatrie.

Il est crucial de comprendre que les enfants ne sont pas simplement de "petits adultes". Leur système immunitaire, leur comportement et leurs interactions avec l'environnement nécessitent des protocoles d'hygiène spécifiques et adaptés pour garantir leur sécurité et leur bien-être en milieu hospitalier.

La prévention des infections nosocomiales.

La prévention des infections nosocomiales est cruciale dans tous les services hospitaliers, mais elle revêt une importance particulière en pédiatrie, car les enfants, surtout les nouveau-nés et les nourrissons, peuvent être plus vulnérables aux infections. De plus, une infection nosocomiale peut avoir des conséquences à long terme sur leur santé. Voici un développement sur la prévention des infections nosocomiales en pédiatrie, dans un style fluide et non segmenté :

Au cœur des hôpitaux, dans l'effervescence des services de pédiatrie où les pleurs des enfants résonnent souvent comme des chants d'espoir, une menace silencieuse guette : les infections nosocomiales. Il ne s'agit pas de simples microbes, mais d'ennemis redoutables qui, ayant trouvé refuge dans les hôpitaux, ont su s'adapter et parfois résister à nos armes les plus puissantes, les antibiotiques.
L'enjeu est de taille. Car si l'hôpital est avant tout un lieu de soins, c'est aussi un endroit où les germes aiment se côtoyer. Et ces germes, contrairement aux enfants qu'ils

côtoient, ne font pas de distinction entre le petit Paul, hospitalisé pour une appendicite, et la petite Amélie, qui se bat contre une leucémie.

Pour contrer cette menace, la première ligne de défense est l'hygiène des mains. Il ne s'agit pas d'un simple lavage rapide, mais d'une véritable chorégraphie où chaque doigt, chaque espace interdigital, chaque coin de la main est scrupuleusement nettoyé avec des solutions antiseptiques. Car une main propre est souvent la barrière ultime entre un microbe et un patient vulnérable.

Ensuite, le choix et l'utilisation rationnelle des antibiotiques sont essentiels. Chaque antibiotique prescrit doit l'être judicieusement, car une utilisation excessive ou inappropriée peut donner naissance à des bactéries résistantes, rendant les traitements futurs plus compliqués. L'environnement hospitalier lui-même est mis sous haute surveillance. Du sol au plafond, du plus petit jouet au plus grand lit, tout est régulièrement nettoyé, désinfecté. Les dispositifs médicaux, comme les cathéters ou les sondes, sont manipulés avec la plus grande précaution, car ils peuvent être des vecteurs d'infection.

Mais la prévention des infections nosocomiales ne repose pas uniquement sur les épaules du personnel soignant. Les parents, les proches, tous ceux qui viennent apporter un peu de chaleur et de réconfort aux enfants hospitalisés ont également un rôle à jouer. En respectant les consignes d'hygiène, en étant attentifs aux signes d'infection et en collaborant étroitement avec l'équipe soignante, ils deviennent de précieux alliés dans cette bataille contre les infections.

Au-delà de toutes ces mesures, c'est une véritable culture de la prévention qui doit imprégner chaque service, chaque couloir, chaque chambre d'hôpital. Car dans cette lutte, chaque détail compte, chaque geste peut faire la différence.

La pédiatrie, avec sa fragilité et sa force, rappelle chaque jour l'importance vitale de cette prévention. Parce que chaque enfant hospitalisé n'est pas simplement un patient, mais un univers rempli d'espoirs, de rêves et de futur. Et ce futur mérite que nous déployions toutes nos armes pour le protéger des infections nosocomiales.

La gestion des situations d'urgence (incendie, évacuation).

La pédiatrie, avec son ambiance souvent joyeuse et animée, peut parfois nous faire oublier la réalité brutale des risques qui pèsent sur le quotidien hospitalier. Parmi ces risques, les situations d'urgence telles que les incendies ou la nécessité d'une évacuation rapide et organisée tiennent une place prépondérante. La spécificité de la pédiatrie exige une préparation et une réactivité d'autant plus affûtées. Examinons cela de manière fluide :

Dans les couloirs lumineux et colorés des services pédiatriques, où chaque chambre renferme un monde de rêves, de peurs et d'espoirs, se cache un autre enjeu, plus discret mais tout aussi crucial : la gestion des situations d'urgence. Imaginons un instant un feu se déclarer ou un autre danger nécessitant une évacuation rapide. Dans ces moments critiques, chaque seconde compte, et encore plus quand on est en charge d'enfants fragiles, parfois incapables de comprendre ou de suivre des consignes.

L'évacuation d'un adulte peut déjà être complexe, mais celle d'un enfant, et surtout d'un nouveau-né ou d'un nourrisson, nécessite une formation, une préparation et des protocoles bien spécifiques. Certains enfants peuvent être branchés à des machines, d'autres peuvent être effrayés ou récalcitrants. Chaque infirmier, chaque médecin, chaque membre du personnel doit donc connaître parfaitement son rôle, ses responsabilités et les étapes à suivre.

Cela commence par une sensibilisation régulière et des formations adaptées. Les simulations d'évacuation, où les mannequins remplacent parfois les patients, sont essentielles. Elles permettent d'éprouver les procédures, d'identifier les potentiels obstacles et d'ajuster les stratégies. Elles rappellent également à chacun l'importance de la connaissance des issues de secours, des points de rassemblement et des équipements d'urgence.

Les parents et les proches, souvent présents aux côtés des enfants, sont aussi un maillon essentiel dans cette chaîne. Leur panique peut être contagieuse, mais leur collaboration peut aussi être d'une aide inestimable. Informés, rassurés et guidés, ils peuvent contribuer à la fluidité et à l'efficacité de l'évacuation.

Mais gérer une urgence ne se limite pas à l'évacuation. Il s'agit aussi de prendre en charge, dès les premiers instants, la détresse émotionnelle des enfants et de leurs familles. De comprendre que, derrière chaque "code rouge" ou chaque alarme, il y a des histoires, des vies, des trajectoires qui sont bouleversées.

Enfin, chaque situation d'urgence, une fois passée, doit être analysée, décortiquée, pour en tirer des leçons. Car si l'objectif premier est de prévenir, il est tout aussi essentiel d'apprendre, d'ajuster et de s'améliorer en permanence.

Ainsi, au-delà des stéthoscopes, des médicaments et des soins, les services de pédiatrie recèlent une autre forme d'expertise, moins visible mais tout aussi vitale : celle de protéger, rassurer et guider lorsqu'une urgence frappe à la porte.

Chapitre 15 :
LE RÔLE ÉDUCATIF
DE L'INFIRMIER PÉDIATRIQUE

L'éducation thérapeutique
pour les maladies chroniques.

L'éducation thérapeutique en pédiatrie se dévoile comme une danse subtile entre science, psychologie et art. Elle vise à aider les enfants atteints de maladies chroniques et leurs familles à mieux comprendre leur condition, à gérer les symptômes et à s'intégrer harmonieusement dans le tissu de leur vie quotidienne. En plongeant dans cette approche multidimensionnelle, on découvre combien elle est essentielle à la prise en charge globale de l'enfant.

Dans le tableau vivant qu'est la pédiatrie, l'éducation thérapeutique se pose comme une touche d'espoir. Imaginez un instant un enfant, avec ses rêves et ses jeux, découvrant qu'il doit composer avec une maladie chronique. Le diagnostic peut être un choc, non seulement pour lui, mais aussi pour sa famille. Au-delà du traitement médical, comment fait-on pour aider cet enfant à grandir, à s'épanouir, tout en vivant avec une maladie qui nécessite des soins continus ?

L'éducation thérapeutique intervient ici comme une boussole. Elle ne se contente pas de fournir des informations sur la maladie. Elle guide l'enfant et sa famille à travers le labyrinthe des médicaments, des régimes alimentaires, des rendez-vous médicaux, mais aussi des émotions, des peurs et des espoirs. Elle donne des outils, des stratégies, et surtout, elle renforce le pouvoir de l'enfant sur sa propre santé.

La clé de cette éducation réside dans la personnalisation. Chaque enfant est unique, avec ses propres préoccupations, ses propres besoins. Certains peuvent avoir peur des piqûres, d'autres peuvent être inquiets à l'idée de manquer l'école ou de ne pas pouvoir jouer comme avant. L'éducation thérapeutique prend en compte ces spécificités, en adaptant son approche selon l'âge, la maturité et les préoccupations de l'enfant.

Mais au-delà de l'enfant lui-même, l'éducation thérapeutique englobe également la famille. Les parents, les frères et sœurs, les grands-parents : tous sont concernés. Ils sont les piliers, les soutiens, mais aussi parfois ceux qui ont besoin d'être rassurés. Ils apprennent à reconnaître les signes d'une aggravation, à gérer les urgences, mais aussi à vivre avec la maladie au quotidien, à l'intégrer dans la routine familiale sans la laisser dominer.

L'éducation thérapeutique, c'est aussi une collaboration. Médecins, infirmiers, psychologues, diététiciens, travailleurs sociaux, tous unissent leurs forces pour offrir à l'enfant et à sa famille une prise en charge globale. Ils échangent, partagent leurs expertises, pour que chaque enfant puisse bénéficier d'une approche adaptée.

Enfin, l'éducation thérapeutique est une histoire qui se construit au fil du temps. À mesure que l'enfant grandit, ses besoins, ses préoccupations évoluent. L'éducation thérapeutique s'ajuste, se transforme, pour l'accompagner à chaque étape de sa vie, de la petite enfance à l'adolescence.

Ainsi, loin d'être une simple transmission d'informations, l'éducation thérapeutique est un voyage, une quête d'équilibre et d'harmonie, où l'enfant apprend à devenir acteur de sa santé, avec la complicité bienveillante de toute une équipe dévouée à son bien-être.

Conseils pour l'hygiène de vie : sommeil, alimentation, activité physique.

Ah, l'hygiène de vie en pédiatrie ! C'est un peu comme la recette d'un gâteau parfait : un savant mélange de bon sommeil, d'une alimentation équilibrée et d'une pincée d'activité physique, le tout saupoudré de rires et de jeux. Lorsque ces ingrédients sont bien dosés, l'enfant peut s'épanouir et grandir dans les meilleures conditions. Plongeons-nous dans cette recette pour la santé et le bien-être de nos petits bouts.

1. Le sommeil : la baguette magique de la croissance
Imaginez un atelier secret où, chaque nuit, des lutins réparent et construisent le corps et l'esprit de l'enfant. C'est un peu ce qui se passe pendant le sommeil ! D'où l'importance d'une bonne nuit de repos.

- **Horaires réguliers :** Comme pour les marées, le sommeil a ses cycles. Il est donc crucial d'avoir des horaires de coucher et de réveil réguliers, même le week-end.
- **Ambiance apaisante :** Une chambre sombre, calme et à bonne température favorise l'endormissement. Un petit rituel comme une histoire ou une berceuse peut aider à la transition entre l'éveil et le sommeil.
- **Éviter les écrans :** Ces petites lumières bleues qui émanent des tablettes et téléphones perturbent la production de mélatonine, l'hormone du sommeil. Il est recommandé de les éloigner au moins une heure avant le coucher.

2. L'alimentation : le carburant du corps et de l'esprit
L'estomac de l'enfant, c'est un peu comme le réservoir d'une voiture de course : il faut y mettre le bon carburant pour qu'elle roule à plein régime !

- **Variété et équilibre :** Adoptez la règle de l'arc-en-ciel dans l'assiette : plus il y a de couleurs (naturelles),

mieux c'est ! Fruits, légumes, protéines, céréales...
Chaque aliment a sa place.

Petits repas, grands effets : Trois repas principaux
et deux collations saines (comme des fruits ou des
noix) peuvent aider à maintenir un niveau d'énergie
stable tout au long de la journée.

Hydratation : N'oublions pas l'eau, ce précieux
nectar qui maintient tout le système en marche.
Encouragez votre enfant à boire régulièrement.

3. L'activité physique : le secret d'un cœur heureux
Bouger, sauter, courir, jouer... L'activité physique n'est pas
seulement bonne pour le corps, elle l'est aussi pour l'esprit

Jouer est naturel : Les enfants n'ont pas besoin de
séances de gym. Un simple jeu dans le parc, une
partie de cache-cache ou un tour de vélo peuvent
faire des merveilles.

Limitation du temps sédentaire : Encouragez des
pauses actives. Si votre enfant regarde la télévision
ou joue à des jeux vidéo, instaurez des moments de
pause pour quelques étirements ou un petit jeu.

En famille, c'est mieux : Pourquoi ne pas faire une
balade en famille après le dîner ? C'est l'occasion de
se dépenser, de discuter et de renforcer les liens
familiaux.

En fin de compte, une bonne hygiène de vie en pédiatrie
repose sur des habitudes simples, des routines et
beaucoup d'amour. Et rappelez-vous : chaque enfant est
unique, donc adaptez ces conseils à ses besoins et à son
rythme. Bonne route sur le chemin du bien-être !

Formation et sensibilisation des parents et tuteurs.

La formation et la sensibilisation des parents et des tuteurs jouent un rôle prépondérant dans la prise en charge globale de l'enfant. Ces adultes de référence sont les piliers du bien-être de l'enfant, et les équiper de connaissances et de compétences adaptées revient à renforcer tout l'échafaudage autour de l'enfant. La relation parent-soignant, teintée de respect mutuel, est primordiale pour une approche holistique des soins.

Imaginez-vous en tant que parent ou tuteur, entrant dans un monde médical inconnu, parsemé de termes techniques, de machines intimidantes et d'inquiétudes pour votre enfant. La sensibilisation et la formation s'apparentent alors à une main tendue, un pont qui lie les parents et les soignants pour le bien de l'enfant.

1. La connaissance est une force : Les parents informés sont mieux équipés pour prendre des décisions éclairées concernant la santé de leur enfant. Qu'il s'agisse de comprendre une maladie, un traitement ou les implications d'une intervention, les informations fournies de manière claire et empathique peuvent dissiper les peurs et renforcer la confiance.

2. Techniques pratiques et quotidiennes : Outre la connaissance théorique, la formation pratique est essentielle. Cela peut aller de la démonstration d'administrer un médicament, à des techniques de relaxation pour un enfant anxieux, ou encore à des astuces pour gérer des situations difficiles à la maison.

3. Espaces d'échanges : La création de groupes de soutien ou d'ateliers thématiques offre aux parents un espace pour partager leurs expériences, poser des questions et apprendre les uns des autres. Ces moments sont autant d'occasions pour renforcer la solidarité entre parents et pour les soignants d'ajuster leurs interventions selon les retours de ces derniers.

4. Sensibilisation aux aspects psychosociaux : Les défis ne sont pas uniquement physiologiques. Les répercussions émotionnelles, psychologiques et sociales de la maladie ou du handicap d'un enfant peuvent être profondes. Former les parents à reconnaître les signes de stress, d'anxiété ou de dépression, tant chez eux que chez leur enfant, est capital.

5. Partenariat avec les professionnels : Les parents et les tuteurs doivent être perçus comme des partenaires à part entière dans le parcours de soins. Cette alliance, basée sur le respect mutuel, garantit une meilleure adhésion aux traitements et une prise en charge globale plus efficace.

6. Sensibilisation à la prévention : La prévention reste le meilleur remède. En formant les parents aux gestes préventifs, aux signaux d'alerte et aux bonnes habitudes de vie, on maximise les chances de garder l'enfant en bonne santé.

Ainsi, la formation et la sensibilisation des parents et tuteurs transcendent la simple transmission d'informations. Elles instaurent une dynamique de collaboration, où chaque acteur - parent, tuteur, soignant - travaille de concert pour le bien-être optimal de l'enfant.

Chapitre 16 :
LES DÉFIS DE LA PRISE EN CHARGE EN AMBULATOIRE

L'organisation des soins hors hospitalisation.

L'organisation des soins hors hospitalisation est une composante essentielle du continuum de soins pour les enfants. Ces soins permettent non seulement de réduire la durée des hospitalisations, mais aussi de garantir un suivi adapté et de qualité dans un environnement plus rassurant et familier pour l'enfant et sa famille. Ils englobent un éventail de services allant des soins à domicile aux consultations en ambulatoire, en passant par les centres de jour.

Le doux parfum de sa propre chambre, le murmure familier des feuilles dans le jardin, les rires du voisinage qui résonnent au loin – rien ne vaut le confort de chez soi. Pour de nombreux enfants nécessitant des soins médicaux continus, la possibilité de recevoir des soins hors de l'enceinte hospitalière représente un véritable trésor.

1. Soins à domicile : Souvent privilégiés pour les enfants atteints de maladies chroniques, les soins à domicile permettent une continuité des soins dans un environnement familier. Grâce à une équipe de soignants qui se déplace, que ce soit pour des soins infirmiers, de la kinésithérapie ou encore des consultations médicales, l'enfant peut bénéficier de soins de qualité tout en restant au sein de sa bulle de confort.

2. Consultations en ambulatoire : Ces consultations, souvent organisées dans des centres dédiés, permettent de suivre régulièrement l'enfant sans nécessiter d'hospitalisation. Qu'il s'agisse de bilans médicaux, d'ajustements thérapeutiques ou de suivis post-opératoires, elles constituent une pierre angulaire de l'accompagnement médical.

3. Les centres de jour : Pensés pour des prises en charge ponctuelles ne nécessitant pas d'hospitalisation nocturne, ils offrent des soins adaptés pendant la journée. Ceci peut concerner des thérapies spécifiques, des ateliers éducatifs ou des interventions légères.

4. Hospitalisation à domicile (HAD) : Parfois, la complexité des soins nécessite une organisation quasi-hospitalière, mais à domicile. L'HAD permet, par exemple, d'assurer des traitements lourds tout en évitant une hospitalisation prolongée.

5. Réseaux de soins pédiatriques : Ces réseaux rassemblent différents professionnels autour de l'enfant pour garantir une prise en charge holistique. Ils facilitent la coordination entre les différents intervenants, qu'ils soient en libéral ou en structure.

6. Télésoins et télémédecine : Grâce aux avancées technologiques, de nombreux suivis peuvent désormais se faire à distance, évitant ainsi des déplacements parfois lourds pour les familles. Cela comprend les consultations à distance, le suivi de certaines constantes ou encore l'éducation thérapeutique.

7. Éducation thérapeutique : Au-delà des soins directs, il est fondamental d'équiper les enfants et leurs familles des connaissances et compétences nécessaires à la gestion de leur santé. Ces programmes éducatifs peuvent se dérouler dans diverses structures ou même à domicile.

La magie des soins hors hospitalisation réside dans cette capacité à tisser un lien entre le monde médical et le cocon familial, assurant ainsi un équilibre entre qualité des soins et qualité de vie. Dans cette danse délicate, chaque acteur – infirmiers, médecins, kinés, psychologues, et bien sûr l'enfant et sa famille – joue sa partition, orchestrant ensemble une mélodie de bien-être et de santé.

Les consultations à domicile.

Les consultations à domicile offrent une alternative précieuse à l'hospitalisation traditionnelle ou aux visites en cabinet. Ce type de soin vise à garantir un suivi médical adapté aux patients qui, pour diverses raisons, peuvent éprouver des difficultés à se déplacer. Dans le contexte pédiatrique, ces consultations à domicile jouent un rôle clé en réduisant le stress associé à l'environnement hospitalier, tout en assurant une continuité des soins dans un cadre familier pour l'enfant.

Lorsque le pas familier du médecin ou de l'infirmière résonne à la porte d'entrée, le domicile se transforme, l'espace d'une consultation, en un lieu de soins. Dans le salon, la chambre ou la cuisine, les échanges prennent alors une tournure différente, teintée de la chaleur du chez-soi.

1. Pourquoi les consultations à domicile ?
L'idée est simple : amener les soins au patient plutôt que l'inverse. Cette approche se révèle particulièrement pertinente pour les enfants atteints de maladies chroniques, ceux qui ont subi une intervention chirurgicale récente ou encore les nouveaux-nés. Elle s'avère également bénéfique pour les familles vivant dans des zones éloignées des structures médicales.
2. L'adaptabilité du professionnel de santé :
Lors d'une consultation à domicile, le médecin ou l'infirmier doit s'adapter à un environnement différent du cadre hospitalier ou du cabinet. Cela nécessite une certaine flexibilité, mais aussi une grande capacité d'écoute pour

comprendre les spécificités du milieu de vie de l'enfant et intégrer ces éléments dans sa prise en charge.

3. Les avantages pour l'enfant :

Au-delà de la commodité, le fait de rester dans un environnement familier peut réduire le stress et l'anxiété souvent associés aux visites médicales. De plus, cela permet d'éviter les risques d'exposition à d'autres maladies présentes dans les hôpitaux ou les cabinets médicaux.

4. Les outils du métier :

Si le professionnel de santé n'a pas accès à tout l'équipement de son cabinet ou de l'hôpital, il emporte avec lui les outils essentiels pour assurer une consultation complète. Cela inclut généralement un stéthoscope, un tensiomètre, des kits de prélèvement, et parfois même des appareils portables pour des examens plus spécifiques.

5. La coordination avec les autres soignants :

Les consultations à domicile s'intègrent dans un parcours de soins global. Il est donc crucial de maintenir une communication fluide avec les autres professionnels impliqués dans la prise en charge de l'enfant.

6. Les défis et limites :

Même si ces consultations présentent de nombreux avantages, elles peuvent aussi poser des défis en termes de logistique, de temps, et parfois d'efficacité, surtout lorsque des examens plus poussés sont nécessaires.

Les consultations à domicile redessinent la cartographie traditionnelle des soins. Lorsque le médecin quitte le domicile, il emporte avec lui non seulement des informations médicales, mais aussi une meilleure compréhension du contexte de vie de l'enfant, permettant ainsi une prise en charge plus holistique et personnalisée.

La gestion des suivis à long terme.

La gestion des suivis à long terme en pédiatrie représente un défi à la fois médical, psychosocial, et organisationnel. Il s'agit d'accompagner l'enfant et sa famille tout au long d'un parcours de soins, souvent émaillé de hauts et de bas, qui peut s'étendre sur plusieurs années, voire toute une vie. Ce suivi continu est crucial, notamment pour les maladies chroniques, les affections congénitales, ou encore les troubles développementaux.

Il est un doux matin d'automne. Dans la salle d'attente, Léa, 14 ans, feuillète un magazine. Elle vient ici, dans ce cabinet, depuis qu'elle est toute petite, suivie pour sa maladie chronique. A ses côtés, sa mère échange quelques mots avec l'infirmière. Ce sont des visages familiers. Léa est l'un de ces enfants nécessitant un suivi à long terme.

1. La nécessité d'une vision globale :
Un suivi à long terme ne se limite pas à la surveillance de la maladie elle-même. Il s'agit d'une prise en charge complète, intégrant non seulement les aspects médicaux, mais aussi psychologiques, sociaux, et éducatifs. Comment l'enfant vit-il sa maladie au quotidien ? Comment se porte-t-il à l'école ? Comment la famille s'adapte-t-elle ?

2. L'importance de la continuité des soins :
Assurer une transition fluide entre les différents stades de la croissance est essentiel. L'équipe soignante doit être formée pour répondre aux besoins changeants de l'enfant à mesure qu'il grandit, passant du nourrisson à l'adolescent, puis au jeune adulte.

3. La coordination entre professionnels :
La prise en charge d'un enfant nécessitant un suivi à long terme implique souvent plusieurs spécialistes : pédiatres, orthophonistes, kinésithérapeutes, psychologues... Une coordination efficace entre ces acteurs est essentielle pour garantir une prise en charge cohérente et optimale.

4. L'éducation thérapeutique :
Au fur et à mesure que l'enfant grandit, il doit apprendre à connaître sa maladie et, éventuellement, à gérer certains aspects de son traitement. L'équipe soignante joue un rôle clé dans cette éducation, veillant à ce que l'enfant et sa famille disposent des outils et des connaissances nécessaires.

5. L'aspect psychosocial :
Vivre avec une maladie sur le long terme a des implications psychologiques profondes. L'équipe soignante doit être attentive aux signes de détresse, d'anxiété ou de dépression, et proposer un soutien adapté, qu'il soit thérapeutique ou par le biais de groupes de parole.

6. La préparation à la transition :
Lorsque l'enfant atteint l'âge adulte, il doit souvent quitter le service pédiatrique pour être pris en charge par des spécialistes adultes. Cette transition est une étape délicate qu'il convient de préparer soigneusement, en associant étroitement l'enfant et sa famille.

Au fil des années, le suivi à long terme forge une relation unique entre l'enfant, sa famille, et l'équipe soignante. Une relation basée sur la confiance, l'écoute, et la collaboration. Dans cette aventure au long cours, l'objectif reste inchangé : assurer à l'enfant la meilleure qualité de vie possible, quelles que soient les épreuves rencontrées.

Chapitre 17 :
LES PROCÉDURES SPÉCIALES EN PÉDIATRIE

Soins intensifs pédiatriques et réanimation.

Soins intensifs pédiatriques et réanimation : plongée dans un univers où chaque seconde compte, où les professionnels combattent avec acharnement contre les maladies les plus graves et les situations les plus critiques. Les unités de soins intensifs pédiatriques (USIP) sont l'endroit où les enfants ayant les besoins médicaux les plus aigus sont traités, et où les équipes interdisciplinaires travaillent d'arrache-pied pour ramener ces jeunes patients du bord du gouffre.

Imaginez un univers où le brouhaha des machines se mêle aux murmures des infirmières, où chaque alarme sonne comme un appel à l'action, où chaque geste est précis, réfléchi. C'est l'unité de soins intensifs pédiatriques. Un monde à part, où chaque enfant est un combattant et chaque professionnel, un gardien.

1. Les enjeux des USIP :
Les soins intensifs pédiatriques sont dédiés aux enfants gravement malades ou blessés. Il peut s'agir de conditions congénitales, de complications post-opératoires, de blessures graves ou de maladies aiguës. L'enjeu est toujours le même : stabiliser, soigner, sauver.
2. L'équipe interdisciplinaire :
La force des USIP réside dans la collaboration étroite entre différents spécialistes : pédiatres intensivistes, infirmiers spécialisés, kinésithérapeutes respiratoires, nutritionnistes,

psychologues... Tous unis par une mission commune : offrir les meilleurs soins possibles.

3. Les techniques et équipements spécifiques :

Ventilation mécanique, dialyse pédiatrique, ECMO (oxygénation par membrane extracorporelle)... Les USIP disposent d'une technologie de pointe, adaptée aux besoins spécifiques des enfants.

4. Le soutien émotionnel :

Les USIP ne sont pas seulement des lieux de soins médicaux intensifs, ce sont aussi des endroits où les émotions sont à fleur de peau. Soutenir les familles, les accompagner dans ces moments d'angoisse, est une part essentielle du travail.

5. La prise de décision dans l'urgence :

En réanimation, chaque décision doit être prise rapidement, mais toujours avec réflexion. L'évaluation constante de l'état du patient, la collaboration avec la famille, la prise en compte de l'ensemble du tableau clinique sont essentielles.

6. La transition vers les soins standards :

L'objectif ultime des USIP est de permettre à l'enfant de retrouver une stabilité, de le voir quitter l'unité, soit pour retourner chez lui, soit pour être transféré vers une unité de soins moins intensifs.

Les soins intensifs pédiatriques et la réanimation sont un rappel de la fragilité de la vie, mais aussi de la détermination des professionnels de santé à lutter, avec compétence et compassion, pour chaque battement de cœur, chaque souffle, chaque sourire retrouvé. C'est un univers de défis constants, où la science, l'humanité et la persévérance se rencontrent à chaque instant.

La chirurgie pédiatrique : préparation et suivi.

La chirurgie pédiatrique : un univers où l'on opère les plus petits, avec des gestes précis et délicats, adaptés à leur morphologie et à leur physiologie spécifiques. De la hernie ombilicale du nourrisson aux interventions plus complexes sur un adolescent, chaque chirurgie est unique, et chaque enfant mérite une prise en charge personnalisée.

Dans le monde des petits corps et des grands cœurs, la chirurgie pédiatrique se démarque. Ce n'est pas seulement une affaire de scalpel et de bistouri, c'est avant tout une histoire de confiance, de compréhension, et de communication entre le chirurgien, l'enfant et sa famille.

1. Évaluation préopératoire :
Avant tout acte chirurgical, une évaluation minutieuse est nécessaire. Cette phase permet d'identifier les risques potentiels, de comprendre la pathologie en jeu et d'expliquer clairement à la famille la procédure à venir.

2. La préparation psychologique :
La chirurgie peut être une source de stress pour l'enfant et ses proches. Les professionnels de santé doivent donc jouer un rôle-clé en rassurant, en informant et en préparant l'enfant à l'intervention grâce à des méthodes ludiques comme la poupée de soins ou la visite préopératoire.

3. Les spécificités techniques :
Opérer un enfant n'est pas la même chose qu'opérer un adulte. Tout est plus petit, plus délicat. L'anesthésie, les instruments chirurgicaux, les sutures, tout est adapté à la taille et aux besoins spécifiques de l'enfant.

4. Le postopératoire :
Après l'opération, une attention particulière est portée à la douleur, à la cicatrisation, mais aussi à l'alimentation et à la mobilité de l'enfant. Les équipes médicales travaillent de concert pour assurer une récupération optimale.

5. Le soutien à la famille :
Les parents jouent un rôle essentiel dans le processus de guérison. Les équipes médicales les aident à comprendre les suites opératoires, les orientent et les soutiennent psychologiquement.

6. La rééducation :
Selon la chirurgie pratiquée, une rééducation peut être nécessaire. Kinésithérapeutes, ergothérapeutes ou orthophonistes, selon le besoin, accompagneront l'enfant dans sa récupération.

7. Le suivi à long terme :
Certaines interventions nécessitent un suivi régulier pour veiller à la croissance de l'enfant, s'assurer que tout se passe bien et anticiper d'éventuelles complications ou rechutes.

La chirurgie pédiatrique n'est pas qu'une histoire de salle d'opération. C'est un parcours, depuis le diagnostic jusqu'à la guérison, jalonné de défis, mais aussi de victoires. Chaque enfant est unique, et dans cet univers où la taille des mains opérées est parfois si petite, le cœur de ceux qui les soignent est immense.

La transplantation chez l'enfant.

La transplantation chez l'enfant : une renaissance aux multiples facettes. Qu'il s'agisse du cœur, des reins, du foie ou de tout autre organe, la transplantation chez les jeunes patients est une prouesse médicale, un espoir pour de nombreuses familles, mais aussi un parcours complexe, où médecine, éthique et émotions s'entremêlent étroitement.

Dans le monde de la pédiatrie, la transplantation n'est pas seulement une opération. C'est une course contre la montre, une lueur d'espoir, et un nouveau départ pour ces petits guerriers et leurs familles. Chaque transplantation est un miracle de la science, mais aussi une aventure humaine sans pareil.

1. Évaluation pré-transplantation :
Avant même d'envisager une greffe, une évaluation exhaustive est effectuée. Il s'agit de déterminer la nécessité de la transplantation, d'évaluer l'état de santé global de l'enfant et d'identifier le meilleur donneur possible.

2. L'attente :
C'est souvent la partie la plus difficile. Attendre un organe compatible peut prendre du temps, et chaque jour compte. Durant cette période, l'enfant est suivi de près, et des traitements peuvent être administrés pour stabiliser son état.

3. La chirurgie :
Le jour J est enfin arrivé. L'intervention, d'une précision remarquable, est le fruit d'une collaboration étroite entre chirurgiens, anesthésistes et infirmiers, tous spécialisés en transplantation pédiatrique.

4. Les premiers jours post-transplantation :
Ils sont cruciaux. L'organisme de l'enfant doit accepter le nouvel organe, et les risques de complications sont présents. Les équipes médicales veillent à minimiser ces risques et à surveiller de près la réponse du corps de l'enfant.

5. L'immunosuppression :
Pour éviter que le système immunitaire de l'enfant ne rejette le nouvel organe, des médicaments immunosuppresseurs sont administrés. Ces traitements sont essentiels, mais ils peuvent avoir des effets secondaires.

6. Le suivi à long terme :
La transplantation n'est pas une fin en soi. Elle marque le début d'un long chemin, ponctué de consultations régulières, d'analyses et d'ajustements thérapeutiques.

7. Le soutien psychosocial :
La transplantation est une épreuve, non seulement pour l'enfant, mais aussi pour toute sa famille. Psychologues, travailleurs sociaux et associations de patients jouent un rôle crucial pour accompagner et soutenir ces familles.

8. La vie après la transplantation :
Avec le temps, l'enfant greffé reprend une vie normale. Bien sûr, des précautions sont à prendre, mais l'espoir d'une vie meilleure est là, tangible.

La transplantation chez l'enfant est une merveille de la médecine moderne, mais elle est avant tout une histoire d'amour, de résilience et de courage. Chaque enfant transplanté est un symbole de cette lutte acharnée contre la maladie, et chaque jour post-transplantation est une célébration de la vie.

Chapitre 18 :
PHARMACOLOGIE PÉDIATRIQUE

Les spécificités de l'administration médicamenteuse chez l'enfant.

Les spécificités de l'administration médicamenteuse chez l'enfant : un défi calculé au milligramme près.

Quiconque a déjà essayé de donner un médicament à un enfant sait que ce n'est pas une mince affaire. Mais au-delà des défis comportementaux, administrer des médicaments à un enfant est un exercice délicat, nécessitant précision, connaissance et vigilance.

1. Dosage individualisé :
La physiologie d'un enfant n'est pas simplement une version réduite de celle d'un adulte. Leur métabolisme, leur système d'organe en développement, et même leur pourcentage de graisse corporelle influencent la manière dont ils absorbent, distribuent, métabolisent et excrètent les médicaments. Les doses sont donc souvent calculées en fonction du poids ou de la surface corporelle, plutôt qu'en doses standard.

2. Voies d'administration :
Certaines voies d'administration courantes chez l'adulte peuvent être moins adaptées chez l'enfant. Par exemple, les médicaments oraux sous forme de comprimés peuvent être difficiles à avaler, nécessitant des formes liquides ou des formulations pédiatriques spécifiques.

3. Préoccupations sur le goût :
Pour que l'enfant accepte de prendre son médicament, celui-ci doit souvent être aromatisé. Cependant, le choix de l'arôme peut influencer l'acceptabilité.

4. Évolutivité des besoins :
Avec la croissance rapide de l'enfant, les doses et les formulations peuvent nécessiter des ajustements fréquents.

5. Réactions et effets secondaires :
Les enfants peuvent présenter des effets secondaires différents de ceux des adultes. Certains médicaments, par exemple, peuvent affecter la croissance ou le développement.

6. Médicaments non testés :
Beaucoup de médicaments utilisés en pédiatrie n'ont jamais été testés spécifiquement chez les enfants, obligeant les professionnels de santé à extrapoler les doses et à être particulièrement vigilants aux effets indésirables.

7. Observance du traitement :
L'adhérence au traitement peut être un défi avec les enfants, d'autant plus s'ils doivent prendre des médicaments sur une longue période. La collaboration avec les parents ou tuteurs est essentielle pour assurer une prise régulière.

8. Éducation et implication :
Il est crucial d'impliquer l'enfant, en fonction de son âge, dans la compréhension de son traitement. Cela peut aider à réduire l'anxiété et à favoriser une meilleure observance.

L'administration médicamenteuse chez l'enfant n'est pas simplement une question de donner un médicament à un petit être. C'est un art et une science, nécessitant une compréhension approfondie de la pharmacologie pédiatrique, une communication efficace avec l'enfant et sa famille, et une attention constante aux moindres détails. Chaque dose, chaque goutte, chaque pilule est une étape vers le mieux-être de l'enfant, rendant cette mission à la fois exigeante et profondément gratifiante.

Les interactions médicamenteuses courantes.

Lorsque plusieurs médicaments entrent en jeu, il y a toujours une chance pour qu'ils se croisent de manière inattendue sur la piste de danse métabolique du corps. Bien que chaque patient soit unique, certains partenaires de danse, ou médicaments, sont connus pour s'accrocher les pieds de manière récurrente.

1. Médicaments du système nerveux central :
Les antidépresseurs, les antipsychotiques, les anxiolytiques et les opioïdes peuvent interagir entre eux, intensifiant la sédation, affectant la respiration, ou modifiant l'humeur et le comportement.

2. Médicaments cardiovasculaires :
Certains antihypertenseurs peuvent voir leur efficacité réduite par des anti-inflammatoires non stéroïdiens (AINS). De plus, la combinaison de médicaments qui prolongent l'intervalle QT peut augmenter le risque d'arythmies cardiaques.

3. Antibiotiques et antifongiques :
Certains de ces agents peuvent interférer avec le métabolisme des médicaments anticoagulants ou des statines, augmentant les risques de saignement ou de myopathie.

4. Anticoagulants :

La warfarine est particulièrement connue pour ses nombreuses interactions. Elle peut être affectée par des médicaments tels que les antibiotiques, les antifongiques, et même certains aliments riches en vitamine K.

5. Médicaments métabolisés par le foie :

De nombreux médicaments sont métabolisés par le système enzymatique du cytochrome P450 dans le foie. Si deux médicaments qui dépendent du même sous-système sont pris simultanément, ils peuvent compétitionner pour le métabolisme, augmentant le niveau de l'un ou des deux dans le système.

6. Antiacides et chélateurs :

Les médicaments qui modifient le pH de l'estomac ou qui chélatent les ions peuvent affecter l'absorption d'autres médicaments. Par exemple, les antiacides peuvent réduire l'absorption de certains antibiotiques.

7. Médicaments et nourriture :

Le pamplemousse est célèbre pour interagir avec plusieurs médicaments, dont les statines, augmentant leur concentration dans le sang. De même, la consommation d'alcool avec des médicaments peut soit augmenter la sédation, soit interférer avec leur métabolisme.

8. Suppléments et herbes médicinales :

Le millepertuis, utilisé comme remède à base de plantes pour la dépression, peut réduire l'efficacité de nombreux médicaments, dont les contraceptifs oraux.

9. Médicaments à marge thérapeutique étroite :

Certains médicaments ont une fenêtre thérapeutique étroite, ce qui signifie que la différence entre une dose efficace et une dose toxique est minime. Tout facteur modifiant leur concentration dans le sang, comme une interaction médicamenteuse, peut avoir des conséquences graves.

La clé pour naviguer dans ce ballet complexe est la communication : entre les professionnels de santé, mais surtout entre le patient et son médecin ou son pharmacien. Une revue régulière de la médication, une connaissance approfondie des médicaments prescrits et une vigilance constante sont essentielles pour éviter les faux pas dans cette danse délicate des médicaments.

La vigilance face aux effets secondaires et aux erreurs médicamenteuses.

Naviguer dans le monde des médicaments est un peu comme marcher sur un fil tendu. D'un côté, il y a le potentiel bienfait des traitements qui promettent de soulager, guérir ou stabiliser, et de l'autre, les risques d'effets indésirables et d'erreurs qui peuvent nuire à la santé du patient. L'équilibre est donc essentiel, et la vigilance est le maître mot pour garantir cette sécurité.

1. Comprendre les effets secondaires :
Tous les médicaments peuvent avoir des effets secondaires. Ce sont des réactions non désirées qui se manifestent lorsque le médicament est administré à des doses normalement utilisées chez l'homme pour la prophylaxie, le diagnostic ou le traitement de maladies, ou pour la restauration, la correction ou la modification de fonctions physiologiques.

2. Erreurs médicamenteuses :
Il s'agit de toute prévention, ou réduction de l'effet thérapeutique d'un médicament due à une erreur humaine, que ce soit lors de la prescription, de la délivrance, de la préparation, de l'administration ou de la surveillance. Ces

erreurs peuvent survenir à n'importe quelle étape de la chaîne thérapeutique.

3. Les signes avant-coureurs :
Certains symptômes peuvent être le signe d'un effet secondaire grave ou d'une erreur médicamenteuse. Par exemple, des saignements inhabituels, des difficultés respiratoires, une éruption cutanée sévère ou une jaunisse peuvent être alarmants.

4. L'importance de la communication :
La clé pour minimiser les risques est une communication ouverte entre le patient et les professionnels de santé. Les patients doivent se sentir à l'aise pour signaler tout symptôme inhabituel, et les professionnels doivent être à l'écoute et réactifs.

5. La prévention des erreurs :
La double vérification des ordonnances, la formation continue des professionnels, l'utilisation de technologies avancées comme les dossiers médicaux électroniques ou les systèmes de distribution automatisés de médicaments sont autant d'outils pour prévenir les erreurs.

6. Éduquer les patients :
Les patients informés sont des partenaires actifs dans la prévention des erreurs médicamenteuses. Ils peuvent poser des questions, vérifier les étiquettes, et s'assurer qu'ils comprennent bien les instructions.

7. La pharmacovigilance :
Il s'agit de la science et des activités relatives à la détection, à l'évaluation, à la compréhension et à la prévention des effets indésirables ou de tout autre problème lié à l'utilisation des médicaments. Grâce à cela, de nouvelles informations sur les médicaments sont constamment collectées et analysées, permettant ainsi d'ajuster les recommandations et les posologies.

8. L'importance du suivi :

Après la prescription, le travail n'est pas terminé. Le suivi régulier permet de vérifier l'efficacité du traitement, d'ajuster les doses si nécessaire, et de s'assurer que le patient ne présente pas d'effets secondaires inattendus.

La vigilance face aux effets secondaires et aux erreurs médicamenteuses est une responsabilité partagée entre les patients et les professionnels de santé. Ensemble, ils peuvent s'assurer que le potentiel bienfait des médicaments est maximisé, tout en minimisant les risques. Une danse délicate, certes, mais une danse essentielle pour la santé et le bien-être de tous.

Chapitre 19 :
LA SIMULATION
EN FORMATION PÉDIATRIQUE

L'importance de la simulation pour la formation continue.

Dans l'arène en constante évolution de la médecine, où chaque geste compte et chaque seconde peut être cruciale, la formation ne se termine jamais vraiment. C'est un voyage perpétuel d'apprentissage et d'amélioration, et c'est ici que la simulation prend tout son sens. Comme un pilote de ligne s'entraîne sur des simulateurs de vol avant de prendre les commandes d'un véritable avion, les professionnels de santé se tournent de plus en plus vers la simulation pour affiner leurs compétences et préparer l'imprévisible.

1. Une mise en situation sans risques :
L'un des plus grands avantages de la simulation est qu'elle offre un environnement sans risque où les erreurs peuvent être commises sans conséquences réelles. Ainsi, les apprenants peuvent s'exercer, expérimenter, et comprendre leurs erreurs dans un contexte sécurisé.

2. Reproduire la réalité :
Les centres de simulation modernes peuvent recréer fidèlement des scénarios cliniques variés, du plus courant au plus rare. Cette reproduction réaliste permet une immersion totale, préparant ainsi mieux l'individu à la réalité du terrain.

3. Feedback immédiat :
Après chaque session de simulation, les apprenants peuvent bénéficier de retours d'information immédiats sur

leur performance, leur permettant d'identifier leurs points forts et leurs domaines d'amélioration.

4. Développement des compétences non techniques :

Au-delà des compétences cliniques pures, la simulation permet également de travailler des compétences comme la communication, la prise de décision, le travail d'équipe ou la gestion du stress.

5. Favoriser le travail en équipe :

La simulation offre l'occasion unique d'entraîner une équipe complète, permettant à tous les membres d'apprendre à travailler ensemble de manière plus efficace et coordonnée.

6. Mise à jour des connaissances :

Avec l'évolution constante des techniques, des procédures et des équipements, la simulation est un moyen efficace de s'assurer que les professionnels restent à la pointe de leur domaine.

7. Préparation aux situations rares :

Certaines situations cliniques ne se présentent que rarement, mais nécessitent une intervention rapide et efficace. La simulation permet aux professionnels de s'entraîner à ces scénarios peu communs, pour ne pas être pris au dépourvu le jour où ils se présentent.

8. Évaluation des compétences :

En plus de la formation, la simulation peut être utilisée comme outil d'évaluation, permettant de mesurer les compétences et les performances d'un individu de manière objective.

Dans un monde où l'excellence clinique est impérative et où les marges d'erreur sont minimes, la simulation se présente comme un outil inestimable pour la formation continue des professionnels de santé. Elle permet non seulement de perfectionner et de maintenir à jour des compétences techniques, mais aussi de renforcer l'esprit d'équipe, la communication et la prise de décision. Ainsi, la simulation ne prépare pas seulement à affronter les défis du quotidien, elle forme à l'excellence.

Scénarios courants et comment les aborder.

La pédiatrie est un univers où chaque jour apporte son lot de défis, d'émotions et de surprises. En tant qu'infirmier, il est crucial de savoir anticiper, réagir, et surtout, s'adapter. Voici quelques scénarios courants en pédiatrie et des recommandations pour les aborder avec compétence et sérénité.

1. L'enfant fiévreux sans autre symptôme apparent :
   - Ne pas paniquer. La fièvre est une réaction naturelle du corps à une infection ou à une inflammation.
   - Mesurer précisément la température et observer d'autres signes (éruptions, frissons, léthargie).
   - Rassurer les parents et expliquer que vous allez évaluer l'enfant et informer le médecin.
2. L'enfant qui refuse les soins :
   - Approchez-vous calmement et parlez doucement à l'enfant.
   - Expliquez-lui simplement et brièvement ce que vous allez faire.
   - Proposez-lui de tenir un jouet ou de vous aider d'une certaine manière.
   - Si possible, impliquez les parents pour le rassurer.
3. L'adolescent réticent à discuter :
   - Respectez sa vie privée. Proposez de parler sans la présence des parents.
   - Établissez un rapport de confiance en l'écoutant sans juger.
   - Utilisez un langage adapté à son âge et posez des questions ouvertes.

4. Le bébé qui pleure sans arrêt :

  Vérifiez les besoins de base : faim, couche, sommeil, confort.

  Essayez de le calmer avec des mouvements doux, des berceuses ou en le tenant contre vous.

  Évaluez s'il pourrait y avoir des problèmes médicaux, comme des coliques ou une otite.

5. Les parents anxieux ou surprotecteurs :

  Soyez empathique. Rappelez-vous qu'ils vivent une période stressante.

  Fournissez des informations claires sur l'état de leur enfant et les soins que vous prodiguez.

  Invitez-les à poser des questions et exprimez votre disponibilité à les écouter.

6. Un enfant qui a des réactions allergiques à un médicament :

  Cessez immédiatement l'administration du médicament.

  Évaluez les signes vitaux de l'enfant et surveillez d'éventuelles éruptions ou difficultés respiratoires.

  Informez le médecin et documentez l'allergie dans le dossier médical.

7. Un enfant victime d'une chute dans l'unité de soins :

  Restez calme et assurez-vous que l'enfant est en sécurité.

  Évaluez rapidement s'il y a des blessures ou des signes de traumatisme.

  Informez les parents et le médecin. Documentez l'incident.

Chaque scénario en pédiatrie est unique, tout comme chaque enfant. La clé est d'aborder chaque situation avec calme, compétence et compassion. Avec le temps et l'expérience, l'infirmier pédiatrique développe une intuition et une adaptabilité qui lui permettent de gérer efficacement les défis quotidiens. Et au cœur de tout cela, il y a toujours un désir profond de fournir les meilleurs soins possibles à ces jeunes patients et à leurs familles.

Feedback et amélioration continue grâce à la simulation.

La pédiatrie est une spécialité où les enjeux sont élevés. Les patients sont vulnérables, les maladies variées et les symptômes souvent subtiles ou atypiques. Dans ce contexte, comment l'infirmier peut-il être sûr de sa pratique? Comment garantir l'excellence des soins prodigués? La réponse pourrait résider dans un outil pédagogique en plein essor : la simulation.

La simulation : un mirage de la réalité
La simulation, c'est l'art de reproduire une situation ou une pathologie de manière réaliste, sans les risques associés. Grâce à des mannequins hyper-réalistes, des environnements adaptés et des scénarios bien pensés, l'infirmier est plongé dans une situation quasi réelle, qu'il s'agisse d'une urgence, d'une procédure délicate ou d'une communication difficile avec un parent.

Feedback : le miroir de nos actions
Le véritable trésor de la simulation n'est pas tant dans l'expérience elle-même, mais dans le feedback qui suit. C'est ce moment d'analyse, de réflexion et de discussion qui permet à l'infirmier de prendre du recul, d'identifier ses points forts et ses axes d'amélioration. Dans un environnement bienveillant, les pairs et les formateurs offrent des retours constructifs, des conseils et des astuces. Les erreurs, loin d'être stigmatisées, sont vues comme des opportunités d'apprentissage.

Amélioration continue : une quête sans fin
La beauté de la simulation réside aussi dans sa flexibilité. Les scénarios peuvent être adaptés pour refléter les défis actuels de la pédiatrie, les nouvelles pratiques ou même les erreurs récentes survenues dans une unité. Ainsi, elle permet une amélioration continue, une adaptation aux besoins changeants de la profession et une préparation aux situations les plus complexes.

La simulation : une culture, pas un événement

Pour que la simulation porte ses fruits, elle ne doit pas être perçue comme un événement isolé, mais plutôt comme une partie intégrante de la culture de formation. Les sessions régulières, le soutien de la direction et l'engagement des formateurs sont autant de clés pour instaurer un véritable climat de confiance, d'apprentissage et d'excellence.

La simulation n'est pas qu'un outil, c'est une philosophie. Elle rappelle que, même dans une profession aussi exigeante que la pédiatrie, l'apprentissage est continu, l'erreur est humaine, et l'excellence est toujours à portée de main. Grâce à elle, l'infirmier pédiatrique peut avancer avec assurance, sachant qu'il dispose d'un GPS pédagogique pour naviguer dans la mer complexe de la pédiatrie.

Chapitre 20 :
SANTÉ MENTALE EN PÉDIATRIE

Reconnaître les signes de détresse psychologique chez l'enfant.

L'enfant, cet être en constante évolution, est un univers complexe. Ses émotions, sa psyché, son comportement... tout est en mouvement, tout est à découvrir. Or, au milieu de ce tourbillon de croissance, certains signaux peuvent indiquer qu'il n'est pas simplement en train de grandir, mais qu'il éprouve une détresse psychologique. Savoir les reconnaître est essentiel pour les professionnels de santé.

Changements comportementaux : Les premiers signaux d'alerte

L'un des premiers indicateurs de détresse chez l'enfant est un changement dans son comportement habituel. Il peut s'agir d'une agitation soudaine, d'une régression dans des compétences qu'il maîtrisait (comme le sommeil ou la propreté), d'une agressivité inexpliquée ou d'un retrait social. Ces changements, souvent subtils, sont comme les premières fissures sur un mur : ils annoncent parfois une structure sous-jacente fragilisée.

Troubles du sommeil : Lorsque les rêves tournent au cauchemar

Les troubles du sommeil sont fréquents chez l'enfant en détresse. Insomnies, cauchemars répétés, somnambulisme, ou encore terreurs nocturnes peuvent être le reflet d'une anxiété sous-jacente. Il est crucial de ne pas négliger ces signes, car un sommeil perturbé peut, à terme, avoir des conséquences sur la santé physique et mentale de l'enfant.

Difficultés scolaires : L'école, miroir de l'âme
L'école est souvent le reflet du bien-être de l'enfant. Une baisse soudaine des performances, une désintéressement pour les apprentissages, des conflits avec les camarades ou les enseignants peuvent être des signes révélateurs. Derrière un "je n'aime pas l'école", se cache parfois un "je ne me sens pas bien".

Expressions verbales et non verbales : Les mots et les maux
L'enfant en détresse peut parfois mettre des mots sur son mal-être, à travers des phrases alarmantes comme "Je suis nul", "Je veux mourir" ou "Personne ne m'aime". Mais, souvent, c'est son corps qui parle : maux de ventre inexpliqués, céphalées, tristesse dans le regard, posture avachie. Savoir écouter ces signaux non verbaux est fondamental.

Réactions émotionnelles exacerbées : Lorsque la coupe déborde
Des crises de colère intenses, des pleurs inconsolables, une hypersensibilité... Ces réactions disproportionnées peuvent indiquer que l'enfant est débordé émotionnellement et qu'il ne parvient pas à réguler ses émotions.

La détresse psychologique chez l'enfant est un labyrinthe émotionnel complexe. Savoir reconnaître ses signaux, c'est posséder la carte qui permet de naviguer avec lui, à ses côtés, pour le guider vers un havre de paix et de bien-être. Pour l'infirmier pédiatrique, c'est un défi, mais c'est aussi une mission : celle d'être là, vigilant et à l'écoute, pour tous les enfants qui, en silence, demandent de l'aide.

L'impact des hospitalisations sur la santé mentale.

L'hôpital. Un lieu d'espoir, de guérison, mais aussi de bouleversements et d'inquiétudes. Pour le patient, qu'il soit adulte ou enfant, une hospitalisation n'est jamais anodine. Elle représente une parenthèse dans le rythme de la vie, une immersion dans un univers où la vulnérabilité est palpable, où le corps et l'esprit sont mis à rude épreuve. Et c'est précisément cet impact sur la santé mentale qui mérite toute notre attention.

Le choc de l'annonce : Quand la réalité nous rattrape
L'instant où l'on apprend qu'une hospitalisation est nécessaire peut être vécu comme un électrochoc. Que l'hospitalisation soit prévue ou inattendue, l'annonce plonge l'individu dans une mer d'émotions : peur, tristesse, colère, incompréhension. Cette tempête émotionnelle initiale peut préfigurer les défis psychologiques à venir.

La désorientation temporelle : Quand les jours se confondent
Les longs couloirs blancs, le ballet incessant des soignants, les bips des machines... L'environnement hospitalier a tendance à désorienter le patient. Les jours se ressemblent, les nuits sont parfois courtes ou entrecoupées, la notion du temps s'évapore. Cette perte de repères peut générer un sentiment d'isolement, voire de dépersonnalisation.

La perte d'autonomie : Le difficile lâcher-prise
Être patient, c'est accepter de devenir dépendant. Que ce soit pour les gestes les plus intimes ou pour les décisions concernant sa propre santé, cette perte d'autonomie peut être ressentie comme une humiliation ou un déclassement. Cette sensation peut nourrir des sentiments d'impuissance ou de dévalorisation.

L'isolement social : L'éloignement des proches

Même si les visites sont permises, l'hospitalisation crée une rupture avec le quotidien et avec ses proches. Cet isolement peut conduire à la solitude, exacerbant ainsi le sentiment d'abandon ou de tristesse.

Les inquiétudes pour l'avenir : L'incertitude comme compagne

L'avenir devient souvent une préoccupation majeure. Comment sera la vie après l'hospitalisation ? Y aura-t-il des séquelles ? Des rechutes ? Cette incertitude constante peut être source d'anxiété et de stress.

La reconnexion au monde extérieur : Le défi du retour à la normale

Sortir de l'hôpital n'est pas synonyme d'un retour immédiat à la normalité. La convalescence, les ajustements au quotidien, voire le traumatisme de l'expérience vécue peuvent peser lourd sur la santé mentale.

L'hospitalisation, bien que souvent nécessaire, entraîne une cascade d'effets sur la psyché. Reconnaître ces impacts et les anticiper est essentiel pour offrir au patient un soutien global, où le corps et l'esprit sont soignés de concert. Pour les professionnels de santé, cela implique une écoute attentive, une approche holistique et une collaboration étroite avec les spécialistes de la santé mentale.

Collaboration avec les professionnels de la santé mentale.

La santé, un équilibre délicat entre le physique et le mental. Si l'hospitalisation aborde principalement les affections corporelles, il est impératif de ne pas négliger l'aspect psychologique de la prise en charge. Une collaboration efficace avec les professionnels de la santé mentale est donc indispensable pour assurer une prise en charge holistique du patient. Mais comment s'articule cette alliance entre le corps et l'esprit ?

L'interdisciplinarité : Une nécessité
La collaboration ne se résume pas à une simple consultation. Elle s'inscrit dans une dynamique interdisciplinaire où médecins, infirmiers, psychologues, psychiatres, et autres professionnels échangent régulièrement sur le cas du patient. Cette approche collaborative permet d'avoir une vision complète du patient, tant sur le plan physique que psychologique.

Repérer les signes : Une vigilance constante
Les professionnels de la santé sont souvent les premiers à repérer les signes d'une détresse psychologique. Que ce soit une modification du comportement, une humeur morose ou une expression verbale de souffrance, ces indices sont essentiels pour orienter le patient vers une prise en charge adaptée.

L'intervention psychologique : Un soutien précieux
Face à une maladie, une intervention chirurgicale ou une hospitalisation prolongée, les réactions psychologiques peuvent être variées : anxiété, dépression, colère, déni... Les professionnels de la santé mentale interviennent pour offrir un espace d'écoute, de parole et, si nécessaire, une prise en charge thérapeutique adaptée.

Éduquer et rassurer : Le rôle de l'information
La méconnaissance ou les idées reçues sur certaines pathologies peuvent être sources d'angoisse. Les professionnels de la santé mentale, en collaboration avec le reste de l'équipe soignante, jouent un rôle essentiel dans l'éducation du patient et de sa famille, les aidant à mieux comprendre la situation, les traitements et les perspectives d'évolution.

L'après-hospitalisation : Ne pas rompre le lien
La sortie de l'hôpital ne signifie pas la fin du parcours de soins. Les professionnels de la santé mentale peuvent assurer un suivi post-hospitalisation, notamment pour les

patients ayant vécu des événements traumatisants ou ayant des antécédents psychologiques. Cette continuité dans la prise en charge est cruciale pour une récupération complète.

La collaboration avec les professionnels de la santé mentale enrichit et complète la prise en charge médicale classique. Elle rappelle que derrière chaque maladie, chaque blessure, il y a un être humain avec ses émotions, ses craintes et ses espoirs. Et c'est en prenant soin de cette dimension humaine que l'on peut prétendre offrir des soins véritablement intégrés.

Chapitre 21 :
LES MALADIES GÉNÉTIQUES
ET MÉTABOLIQUES EN PÉDIATRIE

Introduction aux maladies génétiques.

Nous sommes tous composés d'une myriade de petites briques appelées cellules. Au cœur de chaque cellule, cachée comme un trésor, se trouve une bibliothèque incroyablement complexe de l'information : notre ADN. C'est dans cette spirale élégante, cette double hélice, que sont codées toutes les instructions nécessaires pour construire et faire fonctionner notre corps. Mais parfois, il y a des erreurs dans ce code, des malentendus dans ces instructions, et c'est là que naissent les maladies génétiques.

Les maladies génétiques sont comme des histoires anciennes qui se sont transmises à travers les générations, parfois silencieusement, parfois avec un éclat soudain. Elles peuvent être héritées de nos parents, ou elles peuvent survenir spontanément, comme une note fausse dans une mélodie autrement harmonieuse. Ces variations peuvent être minuscules, parfois une seule lettre du code génétique est fautive, mais leurs conséquences peuvent être vastes, influençant tous les aspects de la santé et du développement.

Pourtant, aussi mystérieuses et complexes que ces maladies puissent paraître, elles nous racontent également des histoires d'innovation, de persévérance et d'espoir. Avec chaque découverte dans le domaine de la génétique, nous nous rapprochons de la compréhension de ces énigmes et de la façon de les traiter ou de les prévenir. De la thérapie génique aux tests préventifs, les avancées médicales continuent d'ouvrir de nouvelles voies pour aborder ces défis uniques.

Les maladies génétiques, bien qu'elles soient profondément ancrées dans notre ADN, ne sont pas notre destin inébranlable. Avec la science comme boussole, nous naviguons dans ces eaux complexes, cherchant à comprendre, à soigner et à soutenir ceux qui sont touchés. Alors que nous plongeons dans ce vaste univers de la génétique, gardez à l'esprit que chaque gène raconte une histoire, chaque variation a une signification, et chaque découverte apporte l'espoir d'un avenir meilleur.

Les défis de la prise en charge.

La prise en charge médicale est un chemin sinueux, une danse délicate entre le patient, les professionnels de santé, la famille, et parfois toute une communauté. Dans le contexte de la pédiatrie, où l'enfant est au cœur des préoccupations, cette route peut s'avérer encore plus complexe. Comme si guider une frêle embarcation à travers une mer agitée, chaque vague, chaque courant représente un défi unique à relever.

Premièrement, la communication est primordiale, mais elle peut s'avérer difficile. Les enfants, en particulier les plus jeunes, n'ont pas toujours les mots pour exprimer leur douleur ou leurs craintes. De plus, comprendre des diagnostics complexes ou des traitements invasifs peut être une épreuve pour les parents déjà accablés par l'inquiétude.

Ensuite, vient le défi de l'individualisation des soins. Chaque enfant est unique, avec sa propre combinaison de symptômes, de besoins et d'histoires personnelles. Adapter les soins à chaque patient, tout en tenant compte des recommandations cliniques et des protocoles standard, est un art délicat que les soignants doivent maîtriser.

Le contexte familial joue aussi un rôle crucial. Une famille peut être une source inestimable de soutien, mais elle peut aussi être un terrain de stress et de tension. La prise en compte des dynamiques familiales, des inégalités socio-économiques, et des croyances culturelles est essentielle pour une prise en charge réussie.

Les ressources, ou plutôt leur manque, sont un autre obstacle majeur. Que ce soit l'accès à des médicaments coûteux, à des équipements spécialisés ou à des spécialistes, la capacité de fournir des soins optimaux est parfois entravée par des contraintes externes.

Pourtant, malgré ces défis, la prise en charge pédiatrique est également marquée par d'innombrables histoires de résilience, d'innovation et d'espoir. Chaque obstacle surmonté renforce le lien entre le soignant et le soigné, et chaque succès, aussi petit soit-il, est célébré comme une victoire majeure.

La prise en charge est un voyage, avec ses hauts et ses bas. Mais avec détermination, empathie et collaboration, nous pouvons naviguer à travers ces défis, toujours avec l'objectif de fournir les meilleurs soins possibles à nos jeunes patients.

Collaboration avec les généticiens et les conseillers en génétique.

La médecine a fait des avancées fulgurantes au fil des décennies, et la génétique est l'un de ses territoires les plus prometteurs et les plus complexes. Alors que nous plongeons de plus en plus profondément dans le code génétique, déchiffrant les mystères de notre ADN, la nécessité d'une collaboration étroite entre les pédiatres, les généticiens et les conseillers en génétique n'a jamais été aussi cruciale.

En premier lieu, le généticien, par sa connaissance approfondie des gènes, des chromosomes et des molécules, peut éclairer les mystères d'une maladie qui, autrement, resterait une énigme. Que ce soit une affection rare ou une mutation génétique conduisant à une pathologie, son expertise permet d'offrir un diagnostic précis, souvent à partir d'une simple analyse de sang.

Mais un diagnostic génétique, aussi précis soit-il, peut être difficile à déchiffrer pour une famille déjà en proie à l'inquiétude. C'est là qu'intervient le conseiller en génétique. Tel un traducteur, il sert de pont entre le monde complexe de la génétique et la réalité quotidienne des patients et de leurs familles. Avec compassion et clarté, il fournit des informations essentielles, aide les familles à comprendre ce à quoi elles sont confrontées et les guide dans les décisions médicales parfois déroutantes qui s'offrent à elles.

Le pédiatre, quant à lui, se tient au carrefour de ces deux mondes. Il collabore étroitement avec le généticien pour comprendre les implications médicales du diagnostic et avec le conseiller en génétique pour garantir que la famille bénéficie du soutien et des informations nécessaires. Sa connaissance intime de l'enfant et de sa famille lui permet d'adapter les soins de manière holistique, en tenant compte aussi bien des besoins médicaux que psychologiques de l'enfant.

Cette collaboration tridimensionnelle représente l'avenir de la pédiatrie. En réunissant ces trois piliers, on crée une approche intégrée qui place l'enfant et sa famille au cœur des soins, tout en bénéficiant des dernières avancées scientifiques. Et à mesure que la science de la génétique continue de se développer, cette collaboration sera la clé pour garantir que chaque enfant bénéficie des meilleurs soins possibles, adaptés à son patrimoine génétique unique.

Chapitre 22 :
LA PRISE EN CHARGE
DES MALADIES INFECTIEUSES

Les maladies infectieuses
courantes en pédiatrie.

Dès les premiers jours de la vie, les enfants sont confrontés à un univers invisible peuplé de bactéries, virus et autres micro-organismes. Ces rencontres, bien que souvent inoffensives, peuvent parfois conduire à des maladies infectieuses. En pédiatrie, la connaissance de ces affections est essentielle, car elles représentent une grande partie des motifs de consultation.

Parmi les "classiques" du monde pédiatrique, on retrouve:

- **Les infections respiratoires** : comme la bronchiolite, souvent causée par le virus respiratoire syncytial (VRS) chez les nourrissons, ou les otites et angines, fréquentes chez les enfants plus âgés.
- **Les gastroentérites virales** : caractérisées par des vomissements, diarrhées et parfois de la fièvre. Elles sont souvent causées par des rotavirus ou des norovirus.
- **Les infections cutanées** : telles que l'impétigo, une infection bactérienne superficielle, ou la varicelle, une maladie virale qui provoque une éruption de vésicules prurigineuses.
- **Les infections urinaires** : plus fréquentes chez les filles, elles peuvent être causées par différentes bactéries, dont le plus courant est Escherichia coli.
- **Les maladies éruptives** : comme la rubéole, la rougeole ou les oreillons. Bien que la vaccination ait

réduit leur incidence, des flambées peuvent encore survenir.

Les méningites : inflammations des méninges pouvant être causées par des bactéries comme le méningocoque, ou des virus.

Au-delà de ces affections courantes, la pédiatrie doit aussi se préparer à des maladies moins fréquentes mais potentiellement graves, telles que le tétanos, la tuberculose ou la coqueluche. La vaccination joue ici un rôle crucial dans la prévention.

Connaître ces maladies, c'est aussi savoir les reconnaître rapidement. Les symptômes chez les enfants peuvent parfois être atypiques ou plus discrets qu'on ne le pense. L'écoute attentive des parents, la vigilance clinique et une bonne collaboration entre professionnels de santé sont donc essentielles pour poser un diagnostic rapide et précis, et ainsi offrir le meilleur traitement possible.

La pédiatrie est un voyage constant entre le monde visible de l'enfant et l'univers invisible des micro-organismes. Une danse délicate où la connaissance, la prévention et la rapidité d'action sont les clés d'une prise en charge réussie.

Prévention et contrôle des infections.

L'hôpital pédiatrique est une forteresse. Et pourtant, ses ennemis ne sont pas visibles à l'œil nu. Il s'agit de micro-organismes: virus, bactéries, champignons, qui, malgré leur taille, peuvent causer des dégâts considérables. Au cœur de cette bataille, le rôle des professionnels de santé est essentiel pour prévenir et contrôler les infections, garantissant ainsi un environnement sûr pour les patients les plus vulnérables.

Les bases de la prévention :

La première ligne de défense reste la **hygiène des mains**. Cela peut sembler simpliste, mais un lavage régulier et minutieux des mains avec de l'eau et du savon ou avec des solutions hydro-alcooliques peut réduire considérablement le risque de transmission.

L'**isolement des patients infectés** est une autre mesure essentielle. Selon le type d'infection, différentes précautions peuvent être mises en place, allant de l'isolement standard à des mesures plus spécifiques comme l'isolement gouttelette pour les maladies respiratoires.

La **désinfection des surfaces et des équipements** est également cruciale. Les jouets, souvent présents dans les services pédiatriques, doivent être régulièrement nettoyés, tout comme le mobilier ou les instruments médicaux.

La vaccination, tant des patients que du personnel soignant, est une autre arme majeure. Elle protège non seulement les individus vaccinés, mais contribue aussi à la protection de la communauté, en limitant la circulation des agents infectieux.

La formation continue du personnel est également fondamentale. Car comprendre le mode de transmission des différents pathogènes, connaître les dernières recommandations ou simplement être sensibilisé aux enjeux liés aux infections, c'est renforcer la barrière contre les épidémies.

Au-delà de la prévention :

Malgré toutes ces précautions, des infections peuvent survenir. La rapidité de la **détection** et l'identification du pathogène en cause sont alors cruciales pour mettre en place les mesures adaptées.

Les **retours d'expérience** et les **analyses des événements indésirables** permettent d'ajuster et d'améliorer les protocoles, rendant le système toujours plus robuste.

La **collaboration avec les familles** est aussi essentielle. Les éduquer sur les signes d'infection, les inciter à signaler tout symptôme suspect ou encore leur enseigner les bons gestes d'hygiène permet d'impliquer activement la première ligne de surveillance: l'entourage de l'enfant.

La prévention et le contrôle des infections en pédiatrie sont une mission collective, où chaque geste, chaque décision, chaque collaboration compte. Parce qu'au bout du compte, il s'agit de protéger nos plus précieux trésors : les enfants.

La vaccination : mythes et réalités.

À une époque où l'accès à l'information n'a jamais été aussi aisé, trier le vrai du faux devient un défi titanesque, et la vaccination ne fait pas exception à la règle. De nombreuses idées reçues, parfois teintées de peurs ancestrales ou d'incompréhensions, circulent et alimentent la méfiance. Penchons-nous sur cette question cruciale de santé publique, démêlons les mythes des réalités et éclaircissons cette voie pour laquelle la science et la médecine ont tant œuvré.

Mythe 1 : Les vaccins peuvent provoquer les maladies qu'ils sont censés prévenir.
Réalité : La plupart des vaccins contiennent des formes atténuées ou inactivées des germes qu'ils ciblent, conçus pour déclencher une réponse immunitaire sans causer la maladie. Si certaines personnes peuvent ressentir de légers symptômes après une vaccination, cela est généralement lié à la réaction du corps à la constitution du vaccin, et non à la maladie elle-même.

Mythe 2 : Mieux vaut contracter une maladie naturellement que de se faire vacciner.

Réalité : Les maladies contre lesquelles nous vaccinons peuvent être graves et entraîner des complications. La rougeole, par exemple, peut causer une encéphalite, et la polio peut entraîner une paralysie permanente. Se faire vacciner permet de bénéficier d'une protection sans avoir à subir les risques associés à ces maladies.

Mythe 3 : Les vaccins contiennent des ingrédients dangereux, comme le mercure.
Réalité : Les vaccins sont soumis à des normes rigoureuses et les quantités d'additifs qu'ils contiennent sont infimes et considérées comme sûres. Le thiomersal, par exemple, qui contient du mercure, a été retiré ou réduit à des traces négligeables dans tous les vaccins destinés aux enfants.

Mythe 4 : La vaccination peut provoquer l'autisme.
Réalité : Cette idée repose sur une étude de 1998 qui a depuis été discréditée et retirée. De nombreuses études ultérieures ont démontré qu'il n'y avait aucun lien entre la vaccination et l'autisme.

Mythe 5 : Il vaut mieux espacer les vaccins pour ne pas surcharger le système immunitaire des enfants.
Réalité : Le calendrier vaccinal est soigneusement étudié pour offrir une protection optimale dès que possible. Espacer les vaccins expose inutilement les enfants aux maladies pendant une durée plus longue.

Dans une ère où la désinformation peut se propager aussi rapidement qu'un virus, s'armer de connaissances est notre meilleure défense. Les vaccins sont une des avancées médicales les plus précieuses de l'histoire, ayant sauvé d'innombrables vies et réduit la souffrance de millions de personnes. Face à l'obscurité des mythes, la lumière des faits doit toujours prévaloir.

Chapitre 23 :
ÉTHIQUE EN PÉDIATRIE

Les dilemmes éthiques courants.

L'éthique, cette boussole morale, est souvent mise à l'épreuve dans de nombreuses situations, en particulier dans les domaines de la médecine, de la recherche, de la justice et des affaires. Confrontés à des choix où le "bien" et le "juste" peuvent sembler s'opposer, les professionnels et individus peuvent ressentir un profond désarroi. Voici quelques-uns des dilemmes éthiques les plus couramment rencontrés :

Confidentialité vs. Sécurité : Doit-on rompre la confidentialité pour protéger un individu ou la société ? Par exemple, un médecin pourrait-il informer les autorités si un patient confesse une intention de nuire à autrui ?

Autonomie vs. Bien-être : Faut-il respecter le choix d'une personne même si ce choix semble lui être préjudiciable ? C'est le cas, par exemple, lorsqu'un patient refuse un traitement qui pourrait sauver sa vie.

Justice vs. Équité : Faut-il traiter tout le monde de manière identique ou adapter le traitement selon les besoins individuels ? Dans le système de santé, par exemple, comment distribuer les ressources limitées : de manière égale ou selon la gravité de la maladie ?

Intégrité scientifique vs. Pression économique : Un chercheur doit-il publier des résultats non concluants, même si cela pourrait nuire à sa carrière ou aux intérêts économiques de son employeur ?

Droits de l'individu vs. Bien commun : À quel point peut-on restreindre les droits individuels pour protéger la société dans son ensemble, comme c'est le cas avec les quarantaines lors d'épidémies ?

Fin de vie : Quand doit-on décider d'arrêter un traitement pour un patient en phase terminale ? Qui devrait prendre cette décision ?

Expérimentation animale vs. Progrès médical : Est-il éthique d'utiliser des animaux pour des recherches qui pourraient mener à des traitements bénéfiques pour les humains ?

Honnêteté vs. Compassion : Faut-il toujours dire la vérité, même si cela pourrait causer du tort ? Par exemple, doit-on informer un patient d'un pronostic sombre s'il est susceptible de perdre espoir ?

Chaque dilemme éthique est unique et ne présente pas de solution facile. Souvent, la réponse dépend du contexte, des valeurs personnelles, culturelles ou sociétales. Mais, en prenant le temps de réfléchir, de discuter et de peser les différents aspects de chaque situation, il est possible d'arriver à une décision qui, même si elle n'est pas parfaite, est prise en conscience et avec le souci du bien-être de tous.

La fin de vie et les décisions difficiles.

Il est difficile d'imaginer un moment plus poignant ou complexe que celui où la vie commence à s'éteindre. La fin de vie, et les décisions qui l'entourent, est un voyage solennel que chaque individu et sa famille peuvent être amenés à parcourir, et chaque parcours est unique, teinté de nuances d'émotion, de douleur, d'espérance et, parfois, d'acceptation.

Reconnaître le crépuscule : Avant même d'entrer dans le dédale des décisions, il est essentiel de reconnaître et d'accepter que la fin est proche. Cette prise de conscience peut être aussi soudaine qu'un choc ou aussi douce qu'une brise d'automne, mais elle est inévitable.

Traitement ou confort : Faut-il poursuivre les traitements curatifs ou opter pour des soins palliatifs ? C'est l'un des choix les plus difficiles, surtout quand l'espoir s'amenuise. Le désir de prolonger la vie peut se heurter à la qualité de celle-ci.

La voix du patient : Dans l'idéal, le patient est au centre de toutes les décisions. Mais que faire lorsque ce dernier n'est pas en mesure de s'exprimer ? Les directives anticipées, lorsqu'elles existent, deviennent alors un guide précieux.

Le rôle de la famille : Les êtres chers sont souvent déchirés entre le désir de garder leur proche en vie et la souffrance de le voir souffrir. Leur voix est essentielle, mais il est crucial de la tempérer avec les souhaits et les besoins du patient.

Les dilemmes éthiques : De la réanimation aux alimentations forcées, chaque décision peut avoir d'importantes implications éthiques. Comment trouver le juste milieu entre faire "tout ce qui est possible" et "ce qui est le mieux" ?

L'accompagnement spirituel et émotionnel : Pour beaucoup, la fin de vie est aussi un moment de bilan spirituel. L'accompagnement, qu'il soit religieux ou laïque, peut apporter un soutien inestimable.

Le deuil anticipé : Avant même la disparition, le processus de deuil peut commencer. Reconnaître cette douleur anticipée peut aider à la traverser.

L'après : Une fois que la vie s'est éteinte, le voyage n'est pas terminé. Les proches doivent alors naviguer à travers leur propre douleur, leurs regrets, leur soulagement, et commencer le long processus du deuil.

Chaque décision prise à la fin de la vie est lourde de conséquences, non seulement pour le patient mais aussi pour tous ceux qui l'entourent. Ces moments, bien que profondément difficiles, sont également l'essence même de notre humanité : ils nous rappellent notre vulnérabilité, notre interdépendance et l'importance de chaque instant.

L'importance du consentement éclairé.

Au carrefour de la médecine et de l'éthique se trouve un principe sacré : le consentement éclairé. Au-delà d'une simple signature sur un formulaire, il incarne l'essence même du respect du patient, lui conférant le pouvoir et la responsabilité de ses propres choix médicaux.

L'autonomie du patient : Au cœur du consentement éclairé se trouve le respect de l'autonomie individuelle. Chaque personne est considérée comme un individu capable de prendre des décisions concernant son propre bien-être, pourvu qu'elle soit suffisamment informée.

Une communication ouverte : Pour qu'un consentement soit réellement "éclairé", le professionnel de santé doit fournir au patient toutes les informations nécessaires de manière claire et compréhensible. Cela englobe les bénéfices et les risques, les alternatives possibles et les conséquences de l'absence de traitement.

Au-delà de la simple information : Le processus va bien au-delà d'une simple transmission d'informations. Il s'agit d'un dialogue où le patient peut poser des questions, exprimer ses préoccupations et, finalement, prendre une décision éclairée.

Protection contre les abus : Le consentement éclairé agit également comme un rempart contre les traitements et interventions non désirés. Dans une histoire médicale ponctuée de mauvais traitements et d'expérimentations non éthiques, ce principe garantit que le patient ne sera jamais une simple variable dans une équation.

Reconnaissance des limites : Bien sûr, il existe des situations où le consentement éclairé peut être complexe, comme chez les patients incapables de comprendre les informations ou de prendre des décisions. Dans ces cas, les tuteurs légaux, les directives anticipées ou les comités d'éthique jouent un rôle crucial.

Un processus continu : Le consentement n'est pas un événement ponctuel. À mesure que le traitement évolue ou que de nouvelles informations sont disponibles, le dialogue avec le patient doit se poursuivre, garantissant que son consentement reste éclairé tout au long du processus.

Un pilier de la confiance : Au-delà de ses implications pratiques, le consentement éclairé est fondamental pour établir et maintenir la confiance entre le patient et le professionnel de santé. Il crée une relation de partenariat où chaque partie est respectée et valorisée.

Le consentement éclairé est le reflet d'une médecine moderne et éthique, où le patient n'est pas un simple destinataire passif de soins, mais un acteur actif et informé de son propre parcours de santé. C'est une célébration du droit de chaque individu à la dignité, au respect et à l'autodétermination.

Chapitre 24 :
LA PRISE EN CHARGE DES ENFANTS À BESOINS SPÉCIAUX

Les enfants atteints de troubles du spectre autistique.

Au cœur de la mosaïque humaine se trouve un groupe d'individus dont la manière de percevoir, d'interagir et de naviguer dans le monde diffère souvent de la majorité. Ces enfants, atteints de troubles du spectre autistique (TSA), apportent une palette de couleurs unique au tableau de l'humanité, tout en présentant aussi des défis particuliers.

Qu'est-ce que le TSA ? : Le terme "spectre" est crucial pour comprendre cette condition. Cela signifie qu'il n'y a pas deux enfants autistes qui soient exactement identiques dans leur présentation ou leurs besoins. Certains peuvent avoir des difficultés de communication et éviter le contact visuel, tandis que d'autres peuvent posséder un talent particulier ou une sensibilité sensorielle accrue.

Les défis du quotidien : De nombreux enfants autistes peuvent éprouver une anxiété accrue, en particulier dans des environnements bruyants ou chaotiques. Ils peuvent également avoir des difficultés à comprendre les nuances sociales, ce qui peut les rendre vulnérables aux moqueries ou à l'isolement.

Des capacités uniques : Il est essentiel de reconnaître que beaucoup de ces enfants possèdent également des talents et des compétences remarquables. Certains peuvent exceller dans des domaines comme l'art, la musique ou les mathématiques, tandis que d'autres peuvent avoir une mémoire exceptionnelle ou une capacité à percevoir des détails que d'autres pourraient manquer.

Une approche centrée sur l'enfant : La prise en charge des enfants autistes nécessite une approche individualisée. Ce qui fonctionne pour un enfant peut ne pas fonctionner pour un autre. La clé est de comprendre et d'accepter chaque enfant pour ce qu'il est, tout en cherchant des moyens de l'aider à naviguer dans un monde qui peut parfois sembler accablant.

L'importance de l'intégration : Plutôt que de chercher à "guérir" ou à "changer" les enfants autistes, l'accent est désormais mis sur l'acceptation et l'intégration. Cela signifie offrir le soutien nécessaire pour qu'ils puissent mener une vie épanouissante tout en valorisant leur contribution unique à la société.

L'implication de la famille : Les familles jouent un rôle fondamental dans la vie des enfants autistes. Elles sont souvent leurs premiers défenseurs, éducateurs et soutiens. Travailler en collaboration avec les familles est essentiel pour fournir des soins holistiques.

Vers une société inclusive : Tandis que la compréhension et l'acceptation du TSA continuent de grandir, il reste encore beaucoup à faire. Une société inclusive est celle où chaque enfant, qu'il soit autiste ou non, est valorisé pour ce qu'il est, et où chaque individu a la possibilité de réaliser son plein potentiel.

Comprendre et soutenir les enfants atteints de TSA n'est pas seulement une question de médecine ou d'éducation. C'est une question d'humanité. C'est reconnaître que chaque individu, quelle que soit sa neurodiversité, a une valeur inestimable et un rôle unique à jouer dans le grand tableau de la vie.

Les enfants à mobilité réduite ou ayant des déficiences sensorielles.

Lorsque l'on pense à l'enfance, on imagine souvent des images de jeux, de découvertes et d'expériences joyeuses. Mais pour certains enfants, la réalité est un peu différente. Ceux qui ont une mobilité réduite ou des déficiences sensorielles font face à des défis qui leur sont propres, tout en vivant aussi des moments de joie et de réalisation qui sont tout aussi précieux.

Comprendre les défis : Les enfants à mobilité réduite peuvent éprouver des difficultés dans des activités quotidiennes que beaucoup tiennent pour acquises, que ce soit marcher, jouer ou même s'habiller. Les enfants ayant des déficiences sensorielles, qu'il s'agisse de la vue, de l'ouïe ou d'autres sens, doivent apprendre à naviguer dans un monde qui n'est pas toujours adapté à leurs besoins.

Les capacités au-delà des défis : Il est essentiel de reconnaître que ces enfants ne sont pas définis par leurs défis. Ils ont des passions, des talents et des aspirations comme tous les autres. Un enfant malvoyant peut avoir un talent pour la musique, tandis qu'un enfant en fauteuil roulant peut exceller en natation ou en basket en fauteuil roulant.

L'importance du soutien : Les adaptations, qu'il s'agisse de dispositifs d'assistance, de technologies ou de modifications environnementales, peuvent grandement aider ces enfants à gagner en autonomie et à participer pleinement à la vie.

L'inclusion est la clé : Une éducation inclusive, où les enfants à besoins particuliers apprennent aux côtés de leurs pairs, favorise l'acceptation, la compréhension et la camaraderie. C'est bénéfique non seulement pour l'enfant concerné mais aussi pour toute la communauté, qui apprend la valeur de la diversité et de l'empathie.

L'importance de l'écoute : Pour offrir le meilleur soutien possible, il est crucial d'écouter ces enfants et leurs familles. Ils sont les meilleurs experts de leurs propres expériences.

Des réussites inspirantes : Bien que ces enfants puissent rencontrer des obstacles, avec le soutien adéquat, ils peuvent également réaliser des choses incroyables. Les histoires de personnes ayant des déficiences qui réussissent dans les arts, les sports, les sciences et d'autres domaines peuvent servir de source d'inspiration pour tous.

Vers une société adaptée : À mesure que la société devient plus sensibilisée et inclusive, les opportunités pour les enfants à mobilité réduite ou ayant des déficiences sensorielles continuent de s'étendre. C'est une responsabilité collective d'assurer qu'ils aient toutes les chances de s'épanouir et de contribuer à la communauté.

Chaque enfant, indépendamment de ses défis, apporte une valeur inestimable au monde. En reconnaissant et en valorisant leur potentiel unique, nous pouvons tous contribuer à un avenir plus inclusif et bienveillant.

Collaboration avec les équipes multidisciplinaires pour un soin intégratif.

Dans le vaste univers des soins de santé, si chaque professionnel est une étoile brillant de son propre éclat, la véritable magie se produit lorsque ces étoiles se connectent pour former des constellations. La collaboration avec des équipes multidisciplinaires est précisément cette constellation, où diverses compétences et expertises se combinent pour offrir un soin intégratif, centré sur le patient.

L'essence de la multidisciplinarité : Une équipe multidisciplinaire regroupe différents professionnels de santé - médecins, infirmiers, thérapeutes, psychologues, diététiciens, travailleurs sociaux, et bien d'autres. Chacun apporte sa pierre à l'édifice, permettant une vision à 360 degrés du patient.

Au-delà des silos professionnels : Dans le passé, chaque spécialiste travaillait souvent de manière isolée. Mais la prise de conscience de la richesse que peut apporter une approche collaborative a changé la donne. Aujourd'hui, les soins ne sont plus linéaires, mais bien en réseau, chaque professionnel apportant sa nuance particulière.

Une communication fluide : Le cœur de cette collaboration est une communication ouverte et transparente. Les réunions de concertation, les discussions de cas et les revues cliniques sont des moments clés où l'équipe échange, débat et planifie ensemble les soins.

Les avantages pour le patient : Grâce à cette collaboration, le patient bénéficie d'une prise en charge globale. Au lieu de naviguer seul dans le labyrinthe des soins, il est accompagné par une équipe soudée, où chaque membre contribue à un plan de soins cohérent et individualisé.

Le respect des expertises : L'un des piliers de cette collaboration est le respect mutuel. Chaque professionnel reconnaît l'expertise de l'autre, et sait quand déléguer ou demander conseil. Cette humilité et cette reconnaissance mutuelle renforcent la dynamique d'équipe.

Une formation continue : La collaboration ne s'arrête pas à la salle de soins. Les formations conjointes, les ateliers et les séminaires sont des moments précieux pour renforcer les liens, échanger des connaissances et rester à la pointe des meilleures pratiques.

Les défis à relever : Bien sûr, travailler en équipe n'est pas toujours facile. Des différences d'opinion peuvent surgir, des tensions peuvent apparaître. Mais avec une communication ouverte, une vision commune et une volonté d'aller de l'avant, ces défis peuvent être surmontés.

La collaboration multidisciplinaire n'est pas seulement une manière de travailler, c'est une philosophie. Elle reconnaît que pour véritablement prendre soin d'un individu, il faut une approche holistique, où le corps et l'esprit sont indissociables, et où chaque professionnel joue une mélodie essentielle dans la symphonie des soins intégratifs.

Chapitre 25 :
LES URGENCES PÉDIATRIQUES

Les particularités des urgences chez l'enfant.

Dans le tumulte des urgences, le cri d'un enfant peut particulièrement toucher le cœur. Les urgences pédiatriques sont un univers à part, où la fragilité rencontre la résilience, où la peur croise l'espoir. Cette spécificité nécessite une approche adaptée, tant sur le plan médical qu'humain.

La physiologie différente : Les enfants ne sont pas de simples adultes en miniature. Leur physiologie est en constante évolution, des nouveau-nés aux adolescents. Cette transformation rapide impose une connaissance approfondie de chaque phase de développement, car ce qui est normal pour un nourrisson peut être alarmant pour un enfant plus âgé.

Des symptômes ambigus : Chez l'enfant, surtout les plus jeunes, l'expression des symptômes peut être nuancée. Une douleur abdominale peut signifier une simple gastro-entérite ou quelque chose de plus grave comme une appendicite. L'art réside dans l'interprétation de ces signaux souvent subtils.

La communication adaptée : Parler à un enfant effrayé ou en détresse nécessite une approche douce et rassurante. Les professionnels de santé doivent souvent jouer le rôle de détective, extrayant les informations cruciales avec empathie et patience.

L'importance de l'entourage : Les parents ou tuteurs sont les alliés incontournables. Leur connaissance de l'enfant, leurs observations et leur intuition peuvent être des outils précieux pour le diagnostic et le traitement. De plus, leur présence rassurante est essentielle pour l'enfant.

Des équipements adaptés : De la taille des instruments aux dosages médicamenteux, tout est ajusté pour les besoins spécifiques des enfants. La radiologie, la chirurgie, et même l'observation nécessitent des équipements et des techniques adaptés.

Une prise en charge globale : Au-delà de la maladie ou de la blessure, l'enfant a aussi des besoins émotionnels et psychologiques. La prise en charge englobe non seulement le traitement médical, mais aussi le soutien psychologique, l'éducation et la préparation à d'éventuelles interventions.

La formation continue : Étant donné la spécificité des urgences pédiatriques, une formation continue est essentielle pour les professionnels. Cela leur permet de rester à jour avec les dernières avancées, d'ajuster leurs compétences et d'affiner leur approche.

Les urgences pédiatriques sont un monde où la science médicale rencontre l'art de la compassion. Chaque enfant qui franchit ces portes n'est pas seulement un patient, mais aussi une promesse d'avenir. Une promesse que les professionnels s'efforcent de garder intacte, à travers une prise en charge adaptée, attentive et bienveillante.

Le triage et la prise en charge initiale.

Au cœur de l'agitation des urgences, la première étape de la prise en charge médicale est souvent le triage. C'est une phase cruciale, où chaque seconde compte, mais où il est essentiel de faire preuve de précision. Dans le contexte pédiatrique, ce processus revêt une complexité et une sensibilité supplémentaires.

Le Triage : Première ligne de défense

Évaluation rapide : Dès l'arrivée de l'enfant, une évaluation rapide des signes vitaux est effectuée. Ce premier coup d'œil permet de déterminer la gravité et la nature de la situation : est-ce une urgence vitale ou peut-on se permettre d'attendre quelques minutes de plus?

Recueil d'informations : En parallèle, il est crucial de recueillir rapidement des informations auprès des parents ou tuteurs. Les antécédents médicaux, les médicaments pris, la description des symptômes, tout cela peut fournir des indices précieux sur l'état de l'enfant.

Catégorisation : En fonction de l'évaluation initiale, l'enfant est classé selon différents niveaux d'urgence. Cette catégorisation permet d'orienter efficacement les patients vers les ressources appropriées.

La Prise en charge initiale : Stabiliser et orienter

Stabilisation : Pour les cas les plus graves, la priorité est de stabiliser l'enfant. Cela peut impliquer la mise sous oxygène, la reconstitution des liquides, la régulation de la température ou d'autres interventions vitales.

Évaluation approfondie : Une fois l'enfant stabilisé, une évaluation plus détaillée est effectuée. Cela peut inclure des examens physiques, des analyses de laboratoire, des radiographies ou d'autres tests diagnostiques.

Communication : Informer les parents est une étape clé. Ils doivent être tenus au courant de l'état de leur enfant, des interventions prévues et des résultats des examens. Cette communication doit être claire, transparente et empreinte de compassion.

Orientation : En fonction des résultats de l'évaluation, l'enfant pourrait être orienté vers une hospitalisation, une chirurgie, une observation ou simplement renvoyé chez lui avec des instructions spécifiques.

Le triage et la prise en charge initiale sont des étapes décisives dans la prise en charge des urgences pédiatriques. Elles exigent à la fois une grande expertise médicale et une profonde humanité. Chaque décision, chaque geste compte, car derrière chaque enfant se cache une histoire, une famille, et un avenir rempli de promesses.

La préparation
à des situations d'urgence plus rares.

Dans le monde trépidant des soins d'urgence, alors que de nombreux scénarios sont couramment rencontrés, il y a des situations qui, par leur rareté, peuvent surprendre même le praticien le plus aguerri. Bien qu'elles soient moins fréquentes, la préparation à ces urgences inhabituelles est essentielle, car leur apparition inattendue peut s'avérer critique.

La Rare, La Mystérieuse et L'Imprevue

Formation continue : La médecine est un domaine en constante évolution. La formation continue, qu'elle soit théorique ou pratique, est un pilier de la préparation. Des séminaires, des ateliers et des simulations dédiés à des maladies rares ou à des situations cliniques inhabituelles peuvent faire toute la différence.

Protocoles d'urgence spécifiques : Avoir des protocoles prédéfinis pour des situations rares permet une réponse rapide et structurée. Qu'il s'agisse d'une morsure d'un animal exotique, d'une intoxication rare ou d'une maladie tropicale inattendue, un guide d'action peut être salvateur.

Équipement et médicaments spécialisés : Certains scénarios d'urgence nécessitent un équipement ou des médicaments spécifiques. Bien que rares, leur disponibilité immédiate est essentielle.

Collaboration inter-hospitalière : La collaboration avec des centres spécialisés ou de référence peut offrir un soutien précieux. Ces établissements, souvent équipés pour gérer des cas spécifiques, peuvent fournir des conseils experts ou même accueillir un patient pour des soins spécialisés.

Sensibilisation du personnel : Tous les membres de l'équipe doivent être informés et formés pour reconnaître et intervenir face à des urgences rares. La sensibilisation régulière, même sur les cas qu'ils n'ont jamais rencontrés, les arme d'un savoir crucial.

Simulations et exercices pratiques : Simuler une situation d'urgence rare permet aux équipes de s'exercer sans le risque réel. Ces simulations aident à identifier les lacunes, à améliorer les compétences et à renforcer la confiance de l'équipe.

Retours d'expérience : Chaque situation d'urgence rare vécue est une opportunité d'apprentissage. Les retours d'expérience, où l'on analyse l'intervention, ce qui a bien fonctionné et ce qui aurait pu être amélioré, sont essentiels pour affiner les pratiques futures.

L'univers des urgences est imprévisible. Mais même dans ce monde où chaque seconde compte, la préparation à des situations d'urgence rares souligne l'engagement indéfectible des professionnels de santé à offrir les meilleurs soins possibles, quelle que soit la situation. C'est cette danse avec l'inconnu, cette capacité à s'adapter et à répondre avec compétence et compassion, qui fait la grandeur de la profession médicale.

Chapitre 26 :
LA FORMATION CONTINUE ET
LE DÉVELOPPEMENT PROFESSIONNEL

L'importance de la mise à jour
des compétences.

L'univers est en constante mutation, et le monde professionnel n'est pas exempt de ces changements. À chaque décennie, à chaque année, voire à chaque jour, de nouvelles informations, technologies, méthodes et idées voient le jour. Dans cette mer de progrès et d'innovations, la mise à jour des compétences n'est pas seulement recommandée, elle est essentielle. Mais pourquoi exactement ?

S'adapter à l'évolution technologique : Chaque jour, de nouveaux outils et technologies font leur apparition, révolutionnant la manière dont nous travaillons et interagissons. Que l'on soit médecin, ingénieur, enseignant ou artiste, il est essentiel de se familiariser avec ces nouvelles méthodes pour rester pertinent et efficace dans son domaine.

Répondre aux besoins changeants du marché : Les attentes du marché, qu'il s'agisse des employeurs, des clients ou des patients, évoluent constamment. La mise à jour des compétences assure que les professionnels peuvent répondre à ces besoins changeants et offrir un service ou un produit de qualité.

Assurer sa sécurité professionnelle : Dans un monde compétitif, ceux qui ne progressent pas risquent de se retrouver à la traîne. La mise à jour régulière des compétences garantit une meilleure sécurité professionnelle, en faisant de l'individu un atout précieux pour son organisation.

Renforcer la confiance en soi : Savoir que l'on est à jour dans son domaine renforce la confiance en soi. Cela permet d'aborder les défis professionnels avec assurance, sachant que l'on dispose des outils et des connaissances nécessaires pour réussir.

Stimuler l'épanouissement personnel : L'apprentissage continu n'est pas seulement bénéfique sur le plan professionnel. Il nourrit également l'esprit, stimule la curiosité et offre une satisfaction personnelle. C'est une manière d'embrasser le changement, de s'enrichir intellectuellement et de continuer à grandir en tant qu'individu.

Favoriser l'innovation : Lorsque les individus mettent à jour leurs compétences, ils sont non seulement mieux informés, mais aussi plus enclins à l'innovation. Ils peuvent combiner des connaissances anciennes et nouvelles pour créer quelque chose de totalement inédit.

La mise à jour des compétences est une boussole dans le voyage tumultueux du monde professionnel. Elle offre une direction, assure la pertinence et garantit que, quelles que soient les vagues de changement que l'avenir réserve, l'individu est non seulement prêt à les affronter, mais aussi à les surfer avec grâce et compétence.

Les ressources pour la formation continue.

La formation continue est essentielle pour rester à jour, évoluer professionnellement et s'adapter aux exigences changeantes de notre monde moderne. Qu'il s'agisse d'apprendre un nouveau logiciel, d'approfondir une technique spécifique ou de se familiariser avec les dernières avancées d'un domaine, diverses ressources sont disponibles pour soutenir cette quête perpétuelle de connaissances. Explorons ensemble certaines de ces précieuses ressources.

1. Cours en ligne et MOOCs :
De nombreuses plateformes, telles que Coursera, edX, Udemy, et Khan Academy, proposent des cours en ligne couvrant une vaste gamme de sujets. Certains de ces cours sont offerts par des universités renommées et des experts dans leur domaine.

2. Ateliers et séminaires :
Des ateliers sont organisés régulièrement dans différentes villes et institutions pour offrir une formation ciblée sur des sujets précis. Ces événements offrent également une occasion de réseautage.

3. Conférences professionnelles :
Elles sont une mine d'or d'informations, permettant aux participants de découvrir les dernières tendances, de rencontrer des experts et de s'immerger dans des discussions enrichissantes.

4. Webinaires :
De nombreuses organisations offrent régulièrement des webinaires sur des sujets d'actualité, ce qui permet d'apprendre sans avoir à se déplacer.

5. Livres et publications :
Qu'il s'agisse de livres électroniques, de livres imprimés ou de revues professionnelles, la littérature demeure une ressource précieuse pour la formation continue.

6. Réseaux de professionnels :
Des groupes tels que LinkedIn offrent des possibilités d'apprentissage grâce à des articles, des discussions et des groupes spécialisés.

7. Instituts et centres de formation :
Certains centres proposent des programmes de formation continue spécifiquement conçus pour les professionnels souhaitant approfondir leurs compétences.

8. Podcasts et vidéos éducatives :
Les podcasts et les chaînes YouTube éducatives sont une façon flexible et agréable d'apprendre sur la route ou pendant son temps libre.

9. Tutoriels et guides :
Pour les compétences plus techniques, de nombreux tutoriels en ligne, souvent gratuits, peuvent guider pas à pas.

10. Simulations et jeux éducatifs :
L'apprentissage par le jeu est de plus en plus reconnu comme efficace, surtout pour des compétences pratiques.

11. Programmes de mentorat :
Avoir un mentor peut fournir une guidance personnalisée et des retours pratiques pour faciliter le développement professionnel.

12. Ressources gouvernementales :
Certains gouvernements proposent des programmes ou des subventions pour la formation continue, reconnaissant son importance pour le développement économique.

Pour maximiser les bénéfices de la formation continue, il est essentiel de rester curieux, ouvert et proactif. Il s'agit de reconnaître les domaines d'amélioration, de chercher les ressources appropriées et de s'engager pleinement dans le processus d'apprentissage. Après tout, dans le paysage en évolution rapide d'aujourd'hui, l'apprentissage est un voyage qui ne finit jamais vraiment.

Le rôle
des associations professionnelles.

Le rôle des associations professionnelles est pluriel et essentiel dans le paysage professionnel contemporain. Ces associations jouent un rôle vital dans la représentation, le développement et la protection des intérêts de leurs membres, tout en servant également l'intérêt public dans de nombreux cas. Imprégnons-nous du monde des associations professionnelles et découvrons ensemble leur influence et leur impact.

Lorsqu'un individu décide de rejoindre une association professionnelle, ce n'est pas seulement pour obtenir une carte de membre à mettre dans son portefeuille, mais plutôt pour intégrer une communauté. Cette communauté est composée de professionnels partageant les mêmes aspirations, confrontés à des défis similaires, et cherchant à exceller dans leur domaine respectif.

Ces associations offrent d'abord **une représentation**. Elles sont la voix de leurs membres face aux gouvernements, aux institutions, aux employeurs et au grand public. Lorsqu'un changement législatif est en cours ou qu'une nouvelle politique est à l'horizon, les associations interviennent pour s'assurer que les intérêts de leurs membres soient pris en compte.

Elles jouent également un rôle crucial dans **l'éducation et la formation**. Les conférences, ateliers, webinaires et publications qu'elles proposent permettent aux membres de rester informés des dernières tendances, recherches et innovations. C'est également l'occasion de rencontrer des pairs, d'échanger des idées et de tisser des liens professionnels.

La **certification et la réglementation** sont d'autres aspects essentiels. Certaines associations offrent des certifications reconnues, assurant que leurs membres répondent à des normes élevées de compétence et d'éthique. Dans certains domaines, cette certification peut même être obligatoire pour exercer.

Les associations professionnelles jouent aussi un rôle de **soutien**. Les membres peuvent se tourner vers elles en cas de difficultés, que ce soit pour des questions d'éthique, de litiges professionnels ou de bien-être au travail. Elles peuvent également offrir des ressources en matière de santé mentale, de gestion du stress ou de reconversion professionnelle.

Enfin, n'oublions pas leur rôle dans **le développement des normes et des pratiques**. En rassemblant des experts, elles peuvent élaborer des lignes directrices, des codes de conduite et des standards qui façonnent toute une profession.

Les associations professionnelles sont bien plus que de simples entités bureaucratiques. Elles sont le cœur battant d'une profession, veillant à ce que chaque membre soit équipé, éduqué, représenté et soutenu. Elles renforcent l'intégrité, la compétence et l'excellence, garantissant que leurs professions respectives demeurent dynamiques, pertinentes et au service du bien commun.

Chapitre 27 :
SE FORMER ET ÉVOLUER EN TANT QU'INFIRMIER PÉDIATRIQUE

Les formations continues et spécialisées.

La dynamique de la médecine moderne, en perpétuelle évolution, exige des professionnels de santé une mise à jour constante de leurs connaissances et compétences. Ainsi, les formations continues et spécialisées jouent un rôle essentiel dans ce contexte, offrant aux professionnels de la santé les outils nécessaires pour répondre aux défis actuels et futurs de leur profession.

La **formation continue** se caractérise par son engagement à suivre, tout au long de la vie professionnelle, des enseignements complémentaires au cursus initial. Elle permet d'acquérir de nouvelles compétences, de se familiariser avec les avancées technologiques et les dernières recherches, et d'adapter sa pratique aux exigences changeantes de la profession.

L'importance de la formation continue est telle que, dans de nombreux pays, elle est devenue une obligation pour le renouvellement des licences et accréditations professionnelles. Ces programmes sont généralement structurés autour de modules spécifiques, allant des mises à jour sur les pathologies courantes aux formations sur des dispositifs médicaux innovants.

Les **formations spécialisées**, quant à elles, offrent une immersion profonde dans des domaines particuliers de la médecine. Après une formation médicale générale, un professionnel de santé peut choisir de se spécialiser, par exemple, en cardiologie, en neurologie ou en chirurgie pédiatrique. Ces formations se concentrent sur les spécificités, les compétences et les connaissances requises pour exceller dans une niche médicale.

En plus des compétences cliniques, ces formations intègrent souvent des modules sur l'éthique médicale, la communication patient-praticien, et la gestion des services de santé. Elles préparent ainsi les professionnels à assumer des rôles de leadership au sein de leur domaine.

Ces formations peuvent prendre plusieurs formes :
- **Cours en ligne** : Permettant une flexibilité et un apprentissage à son propre rythme.
- **Ateliers et séminaires** : Offrant une interaction directe avec des experts et des pairs.
- **Simulations médicales** : Utilisant la technologie pour reproduire des scénarios cliniques.
- **Stages cliniques** : Permettant une expérience pratique supervisée.

La réalité est que la médecine ne stagne jamais. De nouvelles recherches modifient constamment notre compréhension des maladies, de nouvelles technologies offrent de meilleures solutions de traitement, et les besoins des patients évoluent. Dans ce contexte, les formations continues et spécialisées ne sont pas simplement des outils de perfectionnement professionnel ; elles sont le pilier garantissant une médecine de qualité, adaptée et à la pointe de l'innovation.

L'importance de la supervision et du mentorat.

Dans le domaine médical, comme dans de nombreux autres secteurs professionnels, la supervision et le mentorat tiennent une place prépondérante. Ils agissent comme des phares, guidant les professionnels émergents à travers les complexités de leur métier, tout en favorisant un développement continu et structuré.

La supervision est une pratique encadrée où un professionnel expérimenté, le superviseur, accompagne un autre professionnel, souvent moins expérimenté, dans la réflexion sur sa pratique. Elle vise à garantir la qualité des soins prodigués au patient, à développer les compétences du professionnel supervisé et à soutenir ce dernier dans les situations complexes ou émotionnellement chargées. La supervision offre un cadre sécurisé pour discuter des cas, partager des préoccupations, analyser des erreurs éventuelles et tirer des leçons des expériences vécues.

Le mentorat, quant à lui, est une relation professionnelle plus globale, où un mentor soutient le développement personnel et professionnel de son mentee. Contrairement à la supervision qui se concentre souvent sur des cas ou situations spécifiques, le mentorat embrasse une vision à long terme, aidant le mentee à naviguer dans sa carrière, à établir des objectifs professionnels, à développer un réseau et à prendre des décisions éclairées. Un mentor agit comme un guide, partageant ses expériences, offrant des conseils, et parfois, simplement, écoutant.

Voici pourquoi la supervision et le mentorat sont d'une importance capitale :

    Garantir la qualité des soins : En discutant régulièrement des cas avec des pairs ou des professionnels expérimentés, les praticiens peuvent s'assurer qu'ils fournissent des soins conformes aux normes les plus élevées.

    Développement professionnel continu : Ces interactions régulières encouragent la réflexion, la remise en question et l'apprentissage constant.

Soutien émotionnel : La médecine peut être émotionnellement éprouvante. Avoir quelqu'un à qui parler, qui comprend les défis spécifiques de la profession, est inestimable.

Navigation de carrière : Les mentors peuvent aider à identifier les opportunités, à établir des objectifs professionnels et à offrir une perspective précieuse basée sur leur propre parcours.

Réseau professionnel : Les mentors peuvent introduire les mentees à des contacts clés, ouvrir des portes et aider à établir des collaborations fructueuses.

Prévention de l'épuisement professionnel : En fournissant un espace pour discuter des défis, partager des sentiments et obtenir des conseils, la supervision et le mentorat peuvent contribuer à la prévention de l'épuisement professionnel.

Renforcement de l'éthique professionnelle : Les discussions régulières autour des dilemmes éthiques, des valeurs professionnelles et des normes aident à renforcer l'éthique et l'intégrité.

La supervision et le mentorat ne sont pas de simples actes de générosité ou d'altruisme. Ils sont le reflet d'une profession qui se soucie profondément de son intégrité, de la qualité de ses prestations et du bien-être de ses membres. Ces interactions renforcent la résilience, la compétence et la compassion, des qualités essentielles à tout professionnel de la santé.

Les perspectives de carrière et spécialisations.

Dans le domaine de la pédiatrie, ainsi que dans les professions médicales et paramédicales associées, les opportunités de carrière et les spécialisations sont vastes et variées. Ce large éventail d'options permet aux professionnels de poursuivre une voie qui correspond à leurs intérêts, compétences et passions.

1. Sous-spécialités en pédiatrie :
- **Cardiologie pédiatrique** : traite des maladies cardiaques chez les enfants.
- **Endocrinologie pédiatrique** : axée sur les troubles endocriniens chez les jeunes.
- **Néonatologie** : spécialisée dans les soins aux nouveau-nés, en particulier aux prématurés.
- **Neurologie pédiatrique** : traite des troubles neurologiques chez les enfants.
- **Oncologie pédiatrique** : axée sur le diagnostic et le traitement du cancer chez les enfants.
- **Rhumatologie pédiatrique** : traite des maladies musculo-squelettiques et auto-immunes chez les enfants.

2. Rôles avancés :
- **Infirmière praticienne en pédiatrie** : rôle avancé qui permet aux infirmières de fournir des diagnostics, des traitements et des soins continus.
- **Consultant en lactation** : spécialiste des besoins d'allaitement et de l'alimentation des nourrissons.

3. Recherche :
- **Chercheur en pédiatrie** : concentre ses efforts sur la recherche de nouvelles méthodes de traitement, de diagnostic ou de prévention des maladies infantiles.

4. Rôles administratifs :
- **Gestionnaire de clinique pédiatrique** : supervise le fonctionnement d'une clinique ou d'un service pédiatrique, s'assurant que les normes de soins sont respectées.
- **Directeur de département pédiatrique** : rôle plus élevé dans la gestion hospitalière, centré sur la pédiatrie.

5. Éducation et formation :
- **Éducateur clinique en pédiatrie** : forme le personnel aux meilleures pratiques de soins pédiatriques.
- **Professeur de pédiatrie** : enseigne la pédiatrie dans les établissements d'enseignement supérieur.

6. Spécialisations paramédicales :
- **Physiothérapeute pédiatrique** : se spécialise dans la physiothérapie pour enfants.
- **Orthophoniste pédiatrique** : traite des troubles de la parole et du langage chez les enfants.

7. Domaines interdisciplinaires :
- **Pédiatrie psychosociale** : axée sur les aspects psychologiques et sociaux des soins pédiatriques.
- **Ethique médicale en pédiatrie** : se spécialise dans les dilemmes éthiques spécifiques à la pédiatrie.

8. Développement international et humanitaire :
- **Pédiatrie globale** : travaille sur des problèmes de santé infantile à l'échelle mondiale, souvent dans des contextes à ressources limitées ou lors de crises humanitaires.

9. Technologie et innovation :
- **Télémédecine pédiatrique** : utilise la technologie pour fournir des soins pédiatriques à distance.
- **Bio-ingénieur spécialisé en pédiatrie** : développe des technologies médicales pour les enfants.

La pédiatrie, comme la plupart des domaines médicaux, offre une multitude d'opportunités pour se spécialiser, évoluer et trouver sa niche. Ces spécialisations permettent non seulement d'améliorer les soins aux enfants mais offrent également aux professionnels une richesse de choix dans leur parcours de carrière.

Chapitre 28 :
L'AVENIR DE LA PÉDIATRIE : INNOVATIONS ET ÉVOLUTIONS

Les nouvelles technologies au service de la pédiatrie.

Les avancées technologiques ont profondément transformé le domaine de la santé, et la pédiatrie ne fait pas exception. Ces innovations offrent non seulement de nouvelles méthodes de diagnostic et de traitement, mais aussi des moyens d'améliorer l'expérience des patients et de leurs familles. Examinons comment les nouvelles technologies servent la pédiatrie :

1. Télémédecine :
   Consultations à distance : Permet aux spécialistes de consulter des patients dans des zones éloignées ou à domicile, réduisant ainsi le besoin de déplacements souvent stressants pour les familles.
   Surveillance à distance : Les dispositifs portables peuvent transmettre des données vitales en temps réel aux professionnels de santé, permettant une surveillance continue sans hospitalisation.
2. Imagerie médicale avancée :
   IRM et TEP scan : Ces techniques non invasives permettent d'obtenir des images détaillées des organes et des tissus, aidant au diagnostic précoce et à la planification du traitement.
3. Réalité virtuelle (RV) et augmentée (RA) :
   Distraction et relaxation : La RV peut être utilisée pour distraire les enfants lors d'interventions ou de procédures douloureuses.

- **Rééducation** : La RA peut aider à la rééducation motrice en rendant les exercices plus ludiques.

4. Applications et plateformes numériques :
   - **Suivi du patient** : Les applications permettent aux parents de suivre la croissance, le développement, la vaccination et d'autres aspects de la santé de leur enfant.
   - **Éducation** : Des plateformes éducatives offrent des informations sur les maladies, les traitements et la prévention.

5. Robotique :
   - **Chirurgie** : Les robots assistent les chirurgiens pour des interventions plus précises et moins invasives.
   - **Assistance sociale** : Des robots comme "Pepper" peuvent interagir avec les enfants hospitalisés, les divertissant et les réconfortant.

6. Imprimantes 3D :
   - **Prothèses et appareils** : Création sur mesure de dispositifs médicaux pour les enfants.
   - **Modélisation** : Les chirurgiens peuvent pratiquer sur des modèles 3D de l'organe d'un patient avant une intervention réelle.

7. Génomique et médecine personnalisée :
   - **Diagnostic précoce** : Le séquençage génomique peut aider à identifier des maladies génétiques avant l'apparition des symptômes.
   - **Thérapies ciblées** : Les traitements peuvent être adaptés en fonction du profil génétique de l'enfant.

8. Intelligence artificielle (IA) :
   - **Diagnostic** : L'IA peut aider à analyser rapidement des données complexes, comme des images médicales, pour assister au diagnostic.
   - **Prédiction** : L'IA peut identifier des motifs dans les données des patients pour prédire des complications ou des récidives.

9. Réseaux sociaux et forums :

Soutien communautaire : Les parents et les soignants peuvent échanger des conseils, partager leurs expériences et trouver un soutien émotionnel.

Ces technologies, en évolution constante, ont le potentiel de transformer la pédiatrie, rendant les soins plus efficaces, moins invasifs et plus centrés sur le patient. Cependant, il est crucial d'aborder ces innovations avec prudence, en s'assurant de la formation des professionnels et en veillant à la sécurité et à la vie privée des patients.

Les recherches et avancées médicales prometteuses.

Le monde médical est en perpétuelle évolution, avec des avancées majeures qui ont le potentiel de bouleverser nos approches diagnostiques et thérapeutiques. Voici un aperçu des recherches et avancées médicales prometteuses :

1. Immunothérapie pour le cancer :
C'est une approche qui stimule le système immunitaire du patient pour lutter contre les cellules cancéreuses. Elle montre des résultats spectaculaires, notamment pour les mélanomes et certains cancers du poumon.

2. Thérapie génique :
Des progrès incroyables ont été réalisés dans le domaine de la thérapie génique, où l'on cherche à remplacer ou réparer des gènes défectueux. Cela pourrait potentiellement traiter ou guérir des maladies génétiques rares.

3. CRISPR-Cas9 :
Il s'agit d'une technologie de pointe qui permet de « couper et coller » des segments d'ADN, offrant des

possibilités de corriger des mutations génétiques à la source.

4. Médecine régénérative et tissus imprimés en 3D :
L'utilisation de cellules souches pour régénérer des tissus et organes endommagés ou perdus est en cours d'exploration. Couplé à l'impression 3D, cela pourrait potentiellement permettre la création d'organes de remplacement.

5. Neurotechnologies :
Des implants cérébraux et des interfaces neuronales directes pourraient aider à traiter les troubles neurologiques comme la maladie de Parkinson, la paralysie ou même certaines formes de dépression.

6. Microbiome et santé :
Le rôle du microbiome (l'ensemble des micro-organismes présents dans notre organisme) dans notre santé est de plus en plus reconnu. De nouvelles thérapies probiotiques ou de transplantation de microbiote sont étudiées pour traiter diverses maladies, allant des troubles intestinaux aux affections neurologiques.

7. Intelligence artificielle en médecine :
L'IA est utilisée pour le diagnostic d'images, la prédiction des épidémies, et la personnalisation des traitements, révolutionnant la prise de décision médicale.

8. Nanotechnologie :
Des nanorobots ou nanoparticules pourraient être utilisés pour cibler la délivrance de médicaments ou pour traiter des lésions au niveau cellulaire.

9. Réalité virtuelle et augmentée :
Au-delà de l'application pour la gestion de la douleur ou la rééducation, elles sont également utilisées pour la formation médicale, offrant des simulations réalistes.

10. Médicaments personnalisés :
La compréhension des différences génétiques individuelles peut aider à créer des traitements personnalisés, augmentant l'efficacité des médicaments et réduisant les effets secondaires.

Ces avancées, tout en étant prometteuses, nécessitent une évaluation rigoureuse pour garantir leur sécurité et leur efficacité. La collaboration internationale, les essais cliniques et l'éthique jouent un rôle essentiel pour s'assurer que ces innovations bénéficient au plus grand nombre tout en respectant la dignité et l'autonomie des patients.

Les défis futurs
pour l'infirmier pédiatrique.

Le monde des soins pédiatriques est en constante évolution, et avec lui, le rôle de l'infirmier pédiatrique. Plusieurs défis attendent ces professionnels à l'horizon, qu'ils soient technologiques, sociétaux, ou relatifs à la nature même de la pédiatrie.

1. La technologie et la télémédecine :
Avec l'essor de la télémédecine, les infirmiers devront non seulement maîtriser les outils technologiques, mais aussi savoir comment maintenir un rapport humain à travers un écran. L'évaluation à distance des symptômes peut aussi s'avérer plus délicate.

2. Les maladies chroniques :
L'augmentation des maladies chroniques chez les enfants, comme le diabète ou l'asthme, nécessite que l'infirmier pédiatrique soit formé à leur gestion sur le long terme.

3. Les besoins psychologiques :
Avec la montée des troubles mentaux chez les jeunes, les infirmiers pédiatriques devront être davantage formés à la reconnaissance et à l'intervention en matière de santé mentale.

4. La diversité culturelle :
Le monde étant de plus en plus globalisé, les infirmiers sont amenés à traiter des patients de diverses origines culturelles, nécessitant une approche adaptée et respectueuse.

5. La résistance aux antibiotiques :

Ce phénomène rend certaines infections de plus en plus difficiles à traiter, ce qui pose un défi pour les infirmiers en termes de prévention, d'éducation et de gestion des traitements.

6. La formation continue :

La nécessité de se tenir constamment à jour face aux avancées médicales et aux nouvelles méthodologies de soins exigera une formation continue robuste.

7. La collaboration multidisciplinaire :

Le travail en équipe avec d'autres spécialistes de la santé sera essentiel pour fournir des soins holistiques et intégrés.

8. Les questions éthiques :

Les avancées technologiques, en particulier dans les domaines de la génétique et de la fin de vie, apportent des dilemmes éthiques que les infirmiers devront naviguer avec soin.

9. La pénurie de professionnels :

Avec l'augmentation de la demande pour les soins pédiatriques, il peut y avoir une pénurie d'infirmiers pédiatriques dans certaines régions ou spécialités.

10. La gestion des coûts :

Avec la complexité croissante des soins et les contraintes budgétaires, les infirmiers pédiatriques peuvent être confrontés à des défis en matière de gestion des ressources et d'efficacité.

Face à ces défis, l'infirmier pédiatrique devra faire preuve d'adaptabilité, de résilience, mais aussi d'innovation, pour continuer à fournir des soins de qualité aux enfants et soutenir leurs familles.

CONCLUSION

L'infirmier pédiatrique, un maillon essentiel dans le parcours de soin de l'enfant.

L'infirmier pédiatrique occupe une place centrale dans le parcours de soin de l'enfant, agissant comme un véritable pilier entre l'enfant, sa famille, et l'ensemble des professionnels de santé. Ce rôle, bien que primordial, est souvent sous-estimé dans son ampleur et sa complexité.

L'enfant, avec sa fragilité, son incapacité à toujours exprimer ce qu'il ressent, et sa dépendance à l'égard des adultes, requiert une attention et une expertise spécifiques. L'infirmier pédiatrique se distingue non seulement par ses compétences cliniques adaptées à l'enfant, mais aussi par son approche holistique centrée sur le bien-être global du jeune patient.

Dès l'admission de l'enfant à l'hôpital ou en clinique, l'infirmier pédiatrique est souvent le premier point de contact. Il évalue l'état de santé de l'enfant, prend connaissance de ses antécédents médicaux, et instaure un climat de confiance. Par ailleurs, la capacité de l'infirmier à détecter les signes subtils de détresse ou de douleur chez l'enfant est cruciale, surtout chez les plus jeunes qui ne peuvent pas toujours verbaliser leurs maux.

Mais au-delà des soins techniques et cliniques, le rôle de l'infirmier pédiatrique englobe une dimension relationnelle et éducative essentielle. Il informe et rassure les parents, souvent anxieux ou désemparés face à la maladie de leur enfant. Il les guide, les conseille, et les soutient, jouant parfois le rôle de médiateur entre la famille et l'équipe médicale.

L'infirmier pédiatrique est également un éducateur. Il conseille les parents sur les soins à domicile, sur l'administration des médicaments, et sur la prévention. Il peut aussi intervenir en matière d'éducation thérapeutique, notamment pour les enfants atteints de maladies chroniques, leur apprenant à gérer leur maladie au quotidien.

La coordination des soins est un autre aspect essentiel du rôle de l'infirmier pédiatrique. Il travaille en étroite collaboration avec les médecins, les spécialistes, les kinésithérapeutes, les psychologues, et bien d'autres, assurant une prise en charge cohérente et complète de l'enfant.

Enfin, l'infirmier pédiatrique a un rôle prépondérant dans le suivi à long terme, surtout chez les enfants atteints de pathologies chroniques ou de maladies rares. Il veille à la continuité des soins, s'assurant que l'enfant bénéficie des meilleures interventions possibles tout au long de son parcours médical.

L'infirmier pédiatrique, par sa polyvalence, son expertise, et sa proximité avec l'enfant et sa famille, est indéniablement un maillon essentiel dans le parcours de soin. Son rôle va bien au-delà des soins infirmiers classiques, faisant de lui un allié inestimable pour les enfants malades et leurs familles.

Glossaire des termes médicaux.

Ablation : Retrait ou excision, souvent chirurgicale, d'une partie du corps.

Acuité : Netteté ou clarté, souvent utilisé en référence à la vision.

Adénopathie : Gonflement ou hypertrophie des ganglions lymphatiques.

Alopécie : Perte de cheveux ou de poils.

Anémie : Diminution du nombre de globules rouges ou de la quantité d'hémoglobine dans le sang.

Anesthésie : Perte de sensation, généralement provoquée intentionnellement pour empêcher la douleur pendant une procédure médicale.

Antiseptique : Substance qui empêche la croissance des micro-organismes.

Asthénie : Fatigue ou faiblesse généralisée.

Biopsie : Prélèvement d'un échantillon de tissu pour examen microscopique.

Cachexie : Affaiblissement grave et amaigrissement liés à la maladie.

Cholécystite : Inflammation de la vésicule biliaire.

Cyanose : Coloration bleuâtre de la peau due à un manque d'oxygène.

Dyspnée : Difficulté à respirer.

Échographie : Technique d'imagerie médicale utilisant les ultrasons.

Fibrome : Tumeur bénigne composée de tissu fibreux.

Hématome : Accumulation de sang dans un tissu à la suite d'une hémorragie.

Hyperplasie : Augmentation anormale du nombre de cellules dans un tissu ou un organe.

Hypoxie : Diminution de la quantité d'oxygène disponible pour les tissus.

Idiopathique : Terme utilisé pour décrire une maladie dont la cause est inconnue.

Infarctus : Nécrose d'une zone de tissu due à un apport insuffisant en oxygène.

Jaunisse : Coloration jaune de la peau et des yeux due à une accumulation de bilirubine dans le sang.

Lymphome : Cancer du système lymphatique.

Malaise : Sensation générale de mal-être ou de maladie.

Nécrose : Mort cellulaire dans un tissu ou un organe.

Oedème : Gonflement dû à une accumulation anormale de liquide dans les tissus.

Palliatif : Traitement qui soulage les symptômes sans guérir la maladie.

Polyurie : Production excessive d'urine.

Séquelles : Effets résiduels d'une maladie ou d'une blessure après la guérison.

Tachycardie : Rythme cardiaque anormalement rapide.

Xénogreffe : Transplantation d'organe ou de tissu d'une espèce à une autre.

Ce glossaire n'est qu'une ébauche et ne couvre pas tous les termes médicaux. Il est toujours préférable de consulter un professionnel de santé pour une explication détaillée de termes ou conditions spécifiques.

Ressources
et associations professionnelles.

La pédiatrie, tout comme d'autres domaines de la médecine, est soutenue par un ensemble de ressources et d'associations professionnelles qui jouent un rôle essentiel dans la formation, le soutien, la recherche et la défense des intérêts des professionnels. Voici une liste non exhaustive de ressources et d'associations professionnelles pertinentes pour les infirmiers pédiatriques et autres professionnels de la santé travaillant en pédiatrie :

L'American Academy of Pediatrics (AAP) : Une organisation leader aux États-Unis qui fournit des informations, des directives et des ressources à la fois aux professionnels de santé et au grand public sur divers aspects de la santé infantile, de la petite enfance à la jeunesse.

L'Association of Pediatric Nurse Practitioners (NAPNAP) : Une association américaine dédiée aux infirmiers praticiens en pédiatrie. Elle offre des ressources pour la formation continue, la recherche et le plaidoyer.

L'European Society for Paediatric Research (ESPR) : Une organisation qui vise à promouvoir la recherche pédiatrique en Europe.

L'Association française de pédiatrie ambulatoire (AFPA) : Une association qui rassemble des professionnels autour de la pédiatrie ambulatoire en France.

L'Association canadienne de pédiatrie (ACP) : Elle promeut la santé et le bien-être des enfants et des adolescents au Canada.

L'Association pour la pédiatrie ambulatoire et communautaire (APAC) : Une association francophone qui se concentre sur la pédiatrie en dehors du milieu hospitalier.

L'International Pediatric Association (IPA) : Une organisation mondiale qui rassemble des associations pédiatriques nationales, régionales et spécialisées du monde entier pour améliorer la santé des enfants.

L'Association of Paediatric Anaesthetists of Great Britain and Ireland (APAGBI) : Une organisation axée sur l'anesthésie pédiatrique.

L'Association of Pediatric Hematology/Oncology Nurses (APHON) : Association dédiée aux infirmières spécialisées dans l'hématologie et l'oncologie pédiatriques.

Des revues professionnelles : De nombreuses revues, telles que "Pediatrics", "The Journal of Pediatrics", et "Archives of Disease in Childhood", offrent des recherches et des études de cas actualisées pour les professionnels.

Des forums et des groupes en ligne : Avec l'ère numérique, de nombreux forums et groupes de discussion en ligne permettent aux professionnels de la pédiatrie d'échanger des informations, des expériences et des conseils.

En fonction du pays et de la région, il existe d'autres associations et ressources spécifiques. Il est essentiel pour les professionnels de s'engager avec ces organisations pour rester à jour, accéder à des ressources de formation continue, réseauter avec des collègues et participer activement à la défense et à la promotion de la santé infantile.

Bibliographie.

Créer une bibliographie pour un tel vaste domaine comme la pédiatrie serait une tâche monumentale. Cependant, voici une liste de références générales et influentes sur divers aspects de la pédiatrie. Ces références sont reconnues comme étant des ressources essentielles pour les professionnels de la santé pédiatrique :

Nelson Textbook of Pediatrics par R.M. Kliegman, B. Stanton, J. St. Geme, N.F. Schor, and R.E. Behrman - Un manuel de référence de base pour la pédiatrie.

Pediatric Primary Care par C.E. Burns, A.M. Dunn, M.W. Brady, N.B. Starr, and C. Blosser - Orienté vers les soins primaires pédiatriques, notamment pour les infirmières praticiennes.

Pediatric Nursing: Caring for Children and Their Families par N. Potts and B.L. Mandleco - Une perspective infirmière détaillée sur les soins pédiatriques.

The Harriet Lane Handbook par The Johns Hopkins Hospital - Une ressource pratique pour la prise en charge clinique en pédiatrie.

Pediatric Physical Examination: An Illustrated Handbook par K.D. Jarvis - Guide sur l'examen physique de l'enfant, avec des illustrations.

Pediatric Drug Formulary par le Committee on Drugs of the American Academy of Pediatrics - Un guide essentiel pour la pharmacothérapie chez les enfants.

Oski's Pediatrics: Principles and Practice par J.A. McMillan, M.W. DeAngelis, R.D. Feigin, and C.D. Warshaw - Une autre référence complète en pédiatrie.

Child Behavior: A Guide for Professionals par R. Illingworth - Une exploration des comportements normaux et anormaux chez les enfants.

Pediatric Radiology: The Requisites par J. Blickman - Un guide sur l'imagerie pédiatrique.

Pediatric Infectious Diseases: Principles and Practice par S. Long, L.K. Pickering, and C.G. Prober - Une référence détaillée sur les maladies infectieuses pédiatriques.

Il est important de noter que les titres exacts et les auteurs peuvent varier en fonction des éditions. De plus, cette liste n'est pas exhaustive et ne couvre qu'une fraction des ressources disponibles pour les professionnels de la santé pédiatrique. Il est recommandé de consulter régulièrement les dernières éditions et de se référer à des revues spécialisées pour des informations à jour sur les avancées dans le domaine de la pédiatrie.

Voici une liste de références francophones essentielles sur divers aspects de la pédiatrie :

Pédiatrie par M. Lenoir et P. Sznajder - Une ressource de base pour la formation en pédiatrie.

Pédiatrie en maternité par C. Casper - Un guide pour la prise en charge du nouveau-né en maternité.

Soins infirmiers pédiatrie par P. Aujard et A. Carsin - Une perspective infirmière sur la prise en charge pédiatrique.

Mémento de pédiatrie par F. Bourillon - Une ressource condensée pour une révision rapide des concepts clés en pédiatrie.

Urgences pédiatriques par V. Bounes et A. Martrille - Une perspective sur les urgences en pédiatrie.

Imagerie en pédiatrie par J.-N. Dacher - Un guide sur l'imagerie spécifique à la pédiatrie.

Infectiologie pédiatrique par F. Angoulvant et E. Launay - Un ouvrage détaillé sur les maladies infectieuses en pédiatrie.

Traité de nutrition de la personne âgée par B. Moullec, C. Jeandel, and L. Cynober - Bien que centré sur les personnes âgées, il aborde également la nutrition dans l'ensemble du spectre de l'âge.

Chirurgie pédiatrique par J.M. Guys, O. Reinberg, and D. Varlet - Une référence pour les aspects chirurgicaux de la pédiatrie.

Précis de pédiatrie naturopathique : Le top santé pour nos enfants par N. Werker et V. Pardo - Pour ceux qui s'intéressent à des approches plus holistiques ou complémentaires.

Comme pour la liste anglophone, il est essentiel de noter que les titres exacts et les auteurs peuvent varier en fonction des éditions. De plus, cette liste n'est pas exhaustive. Il est recommandé de consulter régulièrement les dernières éditions et de se référer à des revues spécialisées pour des informations à jour sur les avancées dans le domaine de la pédiatrie en langue française.